www.ingramcontent.com/pod-product-compliance
Lightning Source LLC
Chambersburg PA
CBHW030436290526
45786CB00001B/318
9781503204232

。○◯・・・◯○。・・・。○◯・・・◯○。・・・。○◯・・・◯○。
レイキのレッスン、始めよう♪
。○◯・・・◯○。・・・。○◯・・・◯○。・・・。○◯・・・◯○。

独学で身につけるレイキセラピー

仁科まさき

自分でも出来るんだ、スゴイ！

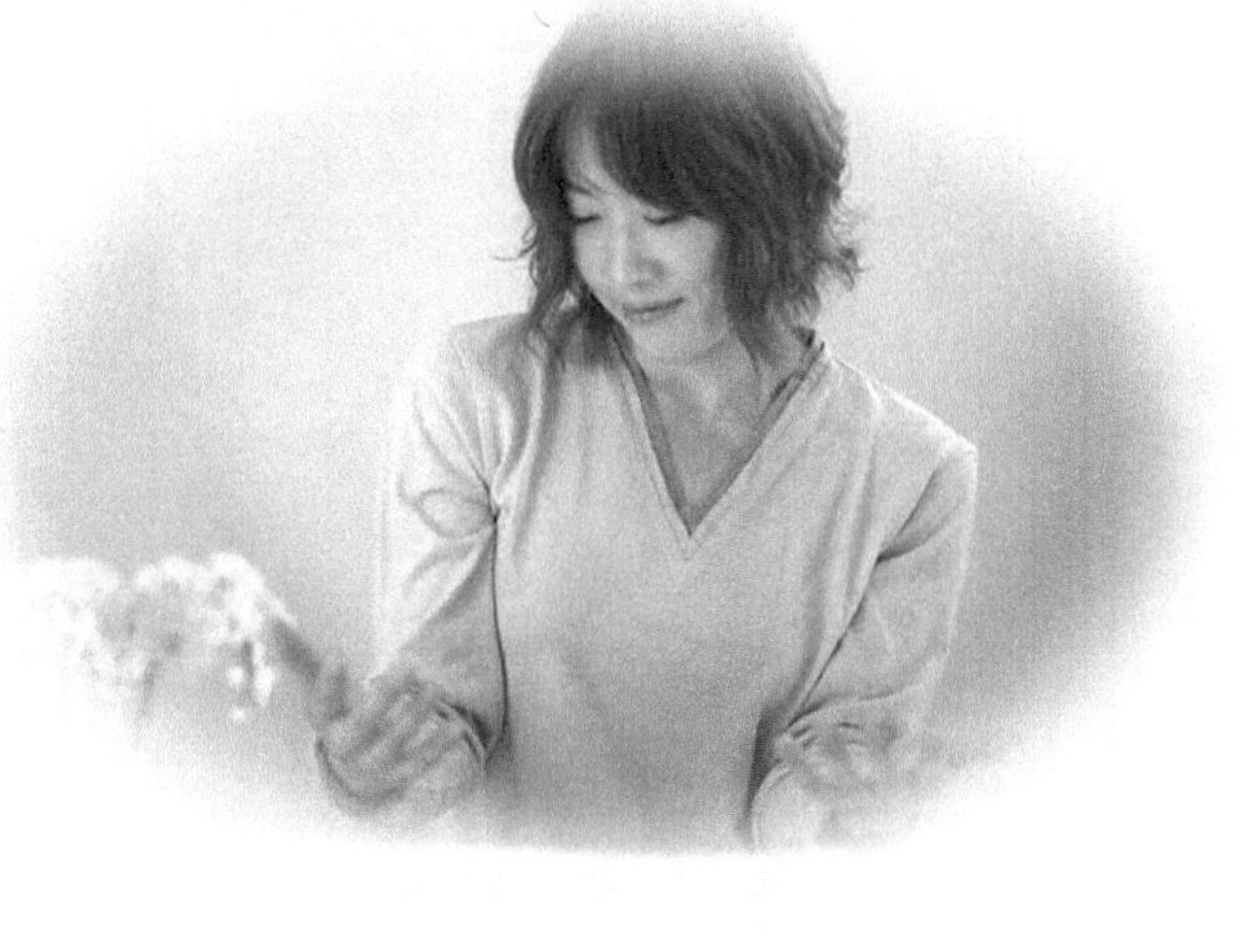

目次

まえがき

この本は、レイキ（手当て療法）を独学で学びたいという人のために書きました。読んで、練習をして、自分でレイキを使えるようになるための実践書です。

誰でもレイキが出ている

世の中ではレイキは、レイキマスターと呼ばれる特殊な人から、特殊なことをしてもらわないと出来るようにならない、そんな特殊なものといった認識があります。しかし、これは事実と異なります。レイキは実は、誰の体にも多少は流れている、とても普遍的なエネルギーなんです。レイキのことを全く知らなくても、流れてる人は多くいます。人種、国籍、性別、年齢、宗教とは全く無関係に、そして人間を含めた生き物に生まれつき備わっている生理的な機能なのです。

体のレイキの流れには個人差があります。対面の講習では、アチューメントと呼ばれる気の流れを良くしてもらう手技を受けることで、その場でレイキが沢山出るようになります。しかし、アチューメント以外にも気の流れを良くする方法があるのです。自分でも工夫しだいで、レイキが出て、実用的な効果が出せるようになります。

本書では、そのように自分で気の流れを良くする練習をしていくことで、レイキが使えるようになります。

世界一丁寧な実践書

この本は、著者が電子メールを使った通信講座で、レイキ入門を教えていた内容がもとになっています。通信講座では、1ヶ月の間に12通ぐらいの配信で完了していました。この本も、全部で12章の構成になっています。

著者は、対面でもレイキの講習を行っていますが、この本は、対面で教えている内容よりも遥かに細かい、密度の高い、とても丁寧な内容になっています。対面ですと、大事なことはその場で強調して、また生徒さんの反応を見ながら進められます。誤解があったり、間違って伝わっても、練習の時に先生が修正できます。しかし、メールや書籍では、それが出来ませんので、基本の大切な部分を、何度も何度も、色々な表現や形式でお伝えする必要がありました。

また、実際にレイキが使えるように自習できるレイキの本は、いままで存在していませんでした。ですので、この本は結果的に、おそらく世界一丁寧で詳しいレイキの自己学習書に仕上がったと自負しています。私から対面の講習を受けた人が、この本を読んだら、その内容の細かさ、丁寧さに驚くことでしょう！

本書が多くの人の助けになれば、大変嬉しく思います。

対面講習を受けられない　自分でお試ししてみたい

対面の講習を受けて、アチューメントしてもらえば、その場でレイキが出るようになり、それがもっとも確実で簡単です。しかし、講習に行く時間がない、お金をかけるには懐疑的であるといった場合に、本書を大いに活用していただけると思います。

正しいレイキを身につける

もうひとつ、世の中に出回っているレイキに関する多くの誤解を解くことがあります。

レイキには、標準化を担う大きな団体があるわけでもなく、バイブル的な原点の書籍があるわけではありません。

「霊気」が海外へ広まって、カタカナの「レイキ」になったときに、いろいろな誤ったやり方や誤解が生まれました。

さらに残念なことですが、今日色々なスクールで実施されているレイキの講習は、質的にピンキリ、玉石混合。レイキを教えるマスターと呼ばれる先生のレベルも千差万別、なかには人にレイキを教える実力の全くない人が、とんでもない内容を教えているケースも見受けられます。そのような、低レベルのマスターから習った生徒さんが、詐欺にあったと感じて「レイキは詐欺だ」といった書き込みをしているケースも起こっており、なんとも残念なことです。レイキは本来、非常に自由なものですから、いろいろな発展系があってしかるべきですが、明らかに誤ったやり方を教えているスクールが無視できない数存在していて、レイキそのものが誤解を受けたり、被害者が出ていることもまた事実です。


本書は、そういった誤ったやり方・考え方で習った人が、レイキの正しい理解を確立して、効果のある使いやすいレイキを身に付けていただくためにも、大変役に立つものと確信しています。

講習後の補足・復習として

レイキ講習の質に関しても、現状では千差万別で、いい加減なスクールでは手を当てる練習が全くなく、受講しても実際にレイキが使えるようにならない人が出ています。「習ったけど、使い方がわからない」という滑稽?悲惨?な事態を耳にすることは、案外と少なくありません。

本書は、そういった習ったけど、レイキが分からない、使えていない、練習法が分からないといった人達にも、非常に有効に使って頂けます。

本書の内容は、著者が運営しているスクールのレベル1(ファーストディグリー)の内容よりも、遥かに細かい部分に渡って書いてあります。3－4時間の簡単な講習しか受けていない方にとっては、ビックリ仰天の内容かもしれません。ですから、すでにレイキを習われていても、とても良い復習になります。

受講生のQ＆Aとレポートを転載

本書は、著者が通信講座を行った内容を元にしていますが、その際に受講生から頂いた質問とレポート、そして私がお返事した答えとコメントをそのまま転載しています。これらは、私が問答を想定して作りだしたものではなく、生の皆さんの声と実践の記録です。この本の読者も、同じような疑問に遭遇する場合も多々あるかと思いますので、とても参考になると思います。

実践以外の部分は他の本で

本書は、レイキを使っていく実際の現場にフォーカスしてありますので、レイキの説明や背景に関しては触れていません。そのような一般的な内容を知りたい場合は、拙著「**マイホーム・レイキ**」をご利用ください。また、レイキの歴史的な側面、日本文化との関わりに関しては**Amazon**書籍「**日本と霊気、そしてレイキ**」に詳しく記述してあります。

本書で不足しているビジュアルな内容に関しては、DVD「**How toレイキ**」、また刊行予定の拙著「**見て学ぶホームセラピー（仮題）**」で補足していただくことが出来ます。

本書は、日本のアマゾンから購入するプリントオンデマンド（POD）の書籍です。この場合は白黒印刷の書籍となります。カラー印刷をご希望の場合は、米国の**Amazon**から購入していただくことが可能です（**http://www.amazon.com/gp/product/1500759732/**）。また、電子書籍をご希望の場合は、アマゾンから**Kindle版**（カラー）が購入可能です。

レイキは医療行為ではありません。その方にとって、必要な医療・医薬は使うようにしていってください。また、レイキは手を当てるだけなので、マッサージにも相当しません。以上をご理解のうえ、レイキの使用は自己責任で行ってください。

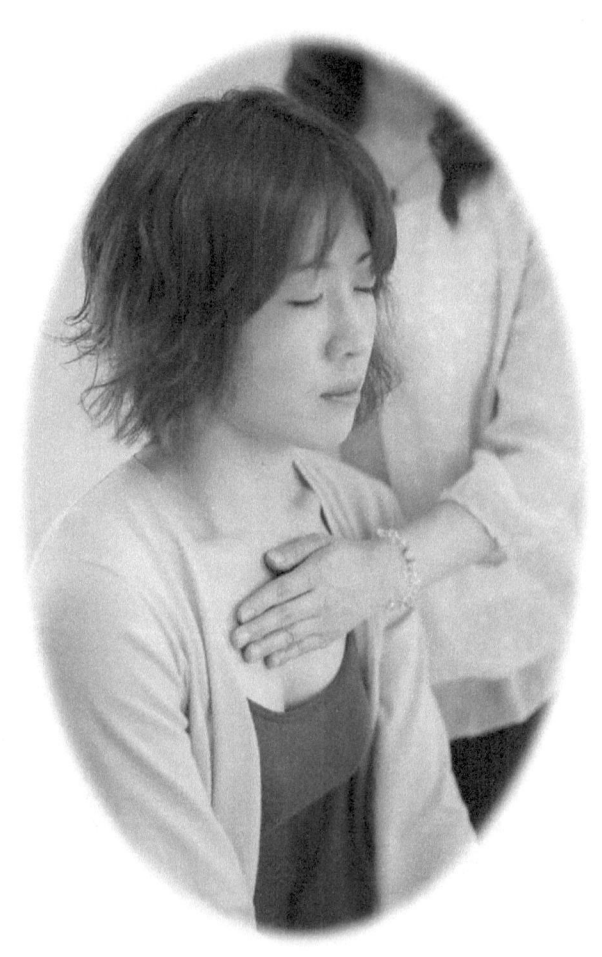

始めるにあたって

本書を有効に使っていただくために大切なことです。

レイキは自由だけど

レイキは、意図のない自然なエネルギーなので、非常に自由に使えます。とても自由な世界です。ただ、逆に言うと、いろいろなことをやっているヒーラーが多数います。また、「これがレイキです」と公認する団体もありません。

多くの誤解がある

だから、世の中には間違った形で「レイキのような」事をしている場合が少なからずあります。加えて、これは日本生まれのものですが、一旦海外へ出て戻ってきたために、多くの歪曲、誤解を含んでいるケースもあります。インターネットには、膨大なレイキの情報が載っていますが、それが全部正しい訳ではありません。

まずは正確な知識を

最初に頭で、「レイキとはこういうモノなのか」「こうではないんだ・・・」というポイントを理解してもらうことがとても大事です。正確な理解をすることで、このあとの実践がスムーズにいきます。誤解したままで実習しても、ボタンの掛け違いで、いつまで経っても上手くいきません。

これから、私が皆さんを正確に
ガイドしますのでご心配なく！

この自己レッスンでは、一つの事柄を丁寧に、繰り返し、色々な場面で説明するようにしています。ですから、同じ表現や同じ文章が何度も出てきます。それは、それが大事なことで、皆さんの頭に定着してほしいからです。もう**くどいぞ！**って感じる場合もありますが、そういった点も、どうか我慢しておつきあい下さい。

………一番大事なこと

レイキは、知識で身につけるものではなくて、自分で実際にやってみて、試行錯誤して、失敗したり分からなくなったり、実践を重ねて身につけるものです。

本を読んだだけでは
出来るようになりません

→ これはホントにそうなんです！
ただ読んだだけではダメです！

レイキは練習や実践をして
初めて理解できます

この自己レッスンは、皆さんに

知識を与えるものではなく
皆さんの練習や実践を後押しするもの
皆さんの背中を押すもの

読んで、内容を理解して、そして実践するところまで進んで、初めてレイキが使えるようになります。少し試して上手くいかなくても、めげないように(^o^)

この本ではさらに役立つ内容として、著者が通信講座でいただいた色々な質問の答えや、レポートが載っています。それを読むと、「あ〜、自分と同じだ」「僕もそうだ〜」と感じる例が出てきて、助けになると思います。

レッスン1　《レイキとは?》

レッスン1～2では、レイキの正しい理解を確立します。

皆さん『気』というと　何を思い出されますか？


気功？

ドラゴンボール？

人を投げ飛ばす？

「うーん！」って、力んで送る？


実は、どれもレイキには　当てはまりません！

……レイキは自分で作るものではない

レイキは、大元が何かは良くわかっていません。でも、少なくとも**『自分で作るものではない』**のです。

レイキはリラックスしていると、勝手に！　そう勝手に！　体を流れる。**『自分の意思で出すものではない』**のです。


レイキのことを全く知らなくても、**誰でも多かれ少なかれ**、体にはレイキが流れています。

レイキは、完全に無意識で、自分でも知らないうちに流れるものです。

リラックスして、ゆだねたときに、良く流れます。

……レイキは出すものではない

手から自然な気が出てる

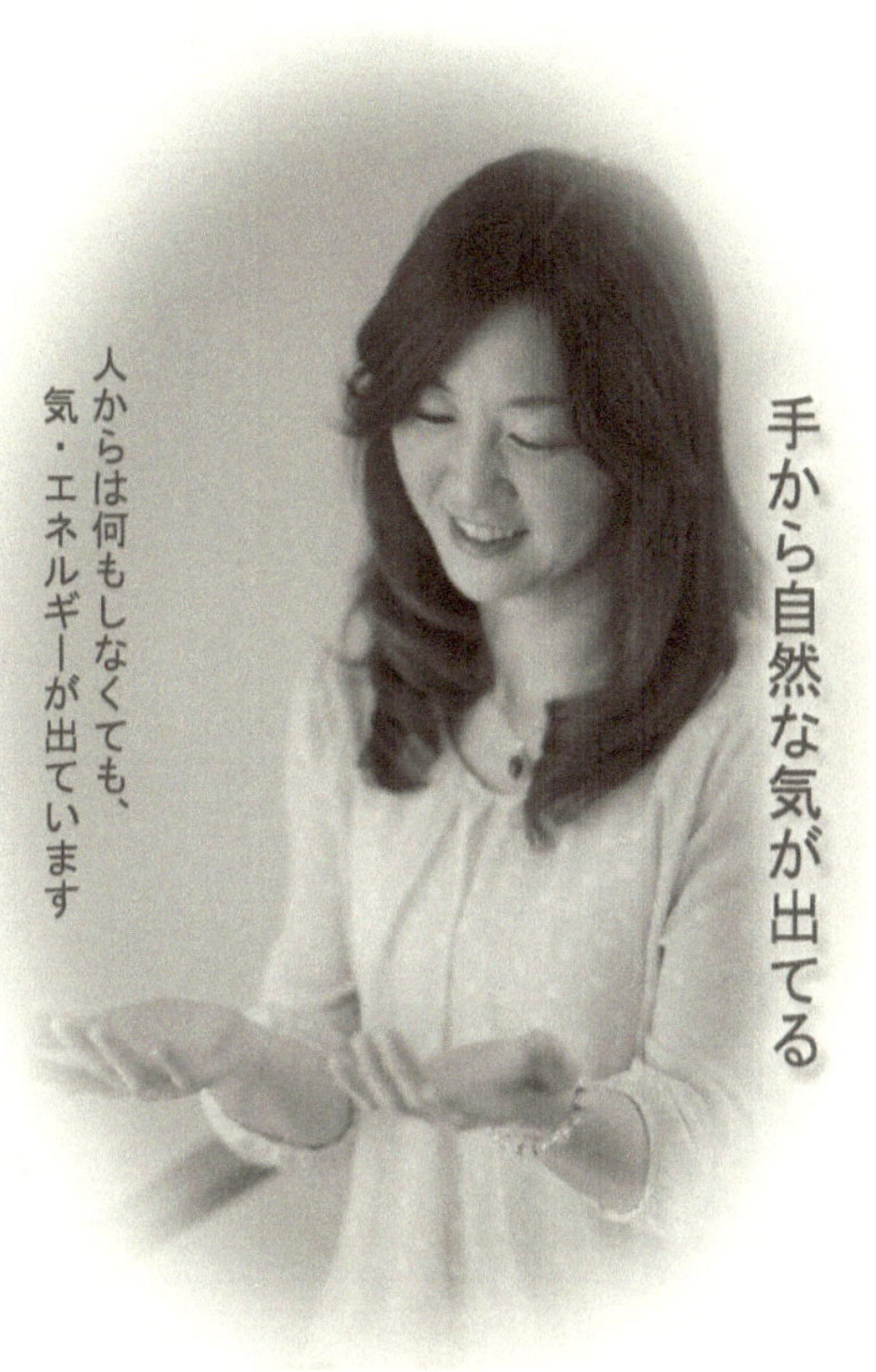

人からは何もしなくても、
気・エネルギーが出ています

えっ、出すんじゃないんだ！
そう、出すのではないのです。
レイキは出るものなのです。

レイキは、完全に無意識で出てしまうものです。自分の意思で、出そうとか送ろうとかしません。また、手を当てた部分が悪ければ悪いほど、沢山流れます。つまりレイキは、吸われるということです。レイキは『**出すものではなく、吸われるもの**』なんです。しかも、その大元は送り手個人のものではなく、どこかから入ってくる、無尽蔵なモノなのです。吸われるのですが、自分はただパイプ役になるだけ。自分の何かが減ってしまうわけではないのです。分からなくなってきましたか？？

> **レイキは、リラックスして、ただ悪い箇所に**
> **手を当てていると、全く勝手に流れ出る。**
> **自分はボーッとしているだけ。**

はい、そうなんです！　この→数行にレイキの本質と真実が隠されているのです。

レイキは、「霊気」として大正時代に臼井甕男《みかお》先生によって始められましたが、臼井先生が霊気の存在に気がついたのは、自分が足にケガをして、思わず手を当てていたら、良くなってしまったのを体験したからです。このとき臼井先生は「治そう」と思って手を当てたのではなく、ただ無意識に手を当てていただけです。気を送ろうとか、力んだりとか、念を送ったわけではないのです。

これがまさにレイキの本質！　ですから、これから皆さんが練習するときは、

レイキ七ヶ条

- 送ろうとしない
- 出そうとしない
- 治そうとしない
- 何もイメージしない
- 力まない
- 頑張らない
- 雑念は気にしない

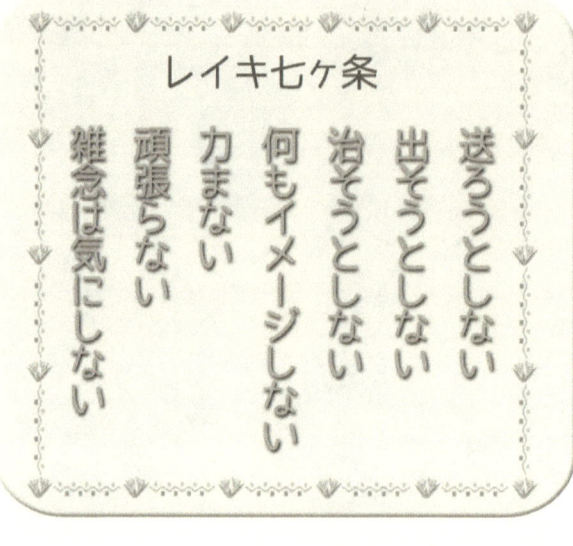

このようにしていると、沢山レイキが流れて、上手に使えて、そして効果も高くなります。本書では、この大事な点を、繰り返し(笑)、しつこいほど(^o^)、お伝えしていきます。

……要は、ボーッとしていれば上手くいく

ボーッとしていれば上手くいく、簡単でしょ! (^o^) 子供でも、高齢者でもできる。ホント簡単なんです、一旦分かってしまえば! でも、逆にそれが難しいと感じる人もいます。それを、本書で、指導させて頂くのが私の役目です。少しは皆さんの興味を引き立てましたか?

……レイキの特徴・効果

レイキの一般的な効果については、拙著「**マイホーム・レイキ**」などを参考にしていただきたいのですが、ここでは簡単に説明しておきます。

レイキは生命体にとって、必要不可欠なエネルギーのようです。生き物であれば、ある量が体内に流れています。十分な量のレイキが流れていれば、少々の不調になっても体本来の自己治癒力が働いて、容易に回復してしまいます。しかし、レイキが不足していると回復がままならず、心や体の不調や病気になります。そして、自分のレイキが不足している場合は、他人からレイキをもらうと、自分の体の回復に自然と利用されます。私達は、生き物が空気・水・栄養素といった物理的な要素だけで生きていると考えがちですが、実はそれ以外にもレイキのような生体エネルギーが必要なのです。レイキの効果はそのことを証明しています。

レイキ自体には、あれを治そうとか、これを治そうとか、何か具体的な意図があるわけではないです。生き物の治癒力が及ぶことに全て活用できます。現代人は、不調になるとすぐに薬に頼りたがりますが、私達が持っている自己治癒力というのは上手く活性化すると、時に驚くほどの結果を生み出します。著者のセラピーサロンにいらっしゃるクライアントさんの症状というのは多岐にわたります、

リューマチ等の自己免疫疾患・膠原病、バセドゥー病、橋本病、アトピー、各種アレルギー、肝炎、慢性疲労、胃腸病、腰痛、肩こり、関節痛、冷え症、便秘、ＰＭＳ、卵巣嚢腫、子宮筋腫、前立腺炎、乳ガン、肺ガン、脳腫瘍、リンパ腫、甲状腺癌、不眠、神経過敏、自律神経失調、うつ病、パニック症、心身症、認知症など。

このような難しい疾患でなくても、家庭内療法として大いに活用できます。著者のスクールでレイキを学んだ方の実際の体験、症例を著者のサイトに多数転載してありますので、参考にして下さい、

http://messia.com/reiki/koka/

また、レイキは精神性を高めたり、スピリチュアルな目的でも使用されます。これについても、長くなりますので、著者のサイトを参考にして下さい、http://messia.com/reiki/spiritual/

Q

自分は何もしないでボーッとしていれば流れるそうですが、洋服の上からと素肌に直に手を当てるのと、違いはありますか？

A

直に手を当てても、洋服の上からでも違いはありません。和服の上からでも大丈夫です。

Q

講習を受けないと上手く出来ないものでしょうか？ アチューンメント？というのはスイッチを入れるみたいなものなのでしょうか？

A

1日の講習を受ければ、その日から確実に使えるようになります。しかし、この様な通信講座でも練習をしていけば、徐々に使えるようになります。アチューメントについては、次回以降で説明がありますが、スイッチを入れるのではなく、体の気の流れを良くする(掃除する)ようなものと考えて下さい。

Q

レイキは悪いところに手を当てると吸われるもの。では、相手の方が元気だったり、すでにレベルが上のアチューメントを受けていて、エネルギーの流れもよく、エネルギーラインもしっかり整い、感覚が開いている場合は、どうなるのでしょうか？ 手を当てたら、逆に自分の手がエネルギーを吸うのでしょうか？

A

気の流れの良い上級者でも、心身が完全無欠というケースはないでしょう。初心の人でも、レイキ熟練者の体に手を当てれば、必要な量がちゃんと流れていきます。レイキの習熟度で、何か階級のようなものがある訳ではないです。

Q

レベル1のアチューメントを受けたてで、まだ、しっくり来てない状態でも、たとえはレベル3までアチューメントを受けた、感覚の開いてる人をヒーリングする事は、可能なのでしょうか？

A

熟練者といえども、レイキを全く必要としていない人はいません。そして自分が初心者でも、熟練者に手を当てれば、当然ヒーリングが出来ます。また、講習レベルによって、その人のレイキの能力が大きく左右されるという考えは危険で、事実とも違いますので、考えを新たにして下さい。

Q

エネルギー系のワークショップに参加したときのことです。「近くの方の咳が凄かったからヒーリングを送ろうと思ったのだけど（よくないものを？）もらっちゃうのが怖くてやめたの。」レイキは病んでいる部分が宇宙からの気を吸う、レイキをするひとは導管（パイプ）だとのことですが、病気や不調、ネガティブなものをこのパイプを通じてレイキをする人がもらってしまうということはあるのでしょうか？そういうことを防ぐ方法などありますか？

A

相手からのネガティブなエネルギーを受けるというのは、自分のポジティブなエネルギーが少ない場合に起こりやすくなります。逆に言うと、レイキが出るような人は、ネガティブなエネルギーが来ても、それをキャンセルするポジティブなエネルギーが働いて、影響を受けにくくなります。レイキのパイプにはいつもレイキがある程度流れているので、ネガティブなものが入ってきても相殺してしまいます。

また、一般的に、自分に恐怖心や心配心が強いと、ネガティブなものを呼び込んだり、ネガティブなエネルギーの影響を受けやすくなります。しかし、**レイキが使える人はそういうことは一切気にする必要はありません！** 万一、多少ネガティブなものをもらっても、あとでレイキで自己ヒーリングすれば簡単に解消してしまいます。

逆に「もらっちゃうのが怖くて」と考えることで、かえって影響を受けやすくなります。ご質問の「送ろうと思ったのだけど、怖くてやめたの。」というのは、すでにネガティブになってしまっています！　そういう人は影響を受けやすい。逆に「咳が大変だったら、是非レイキをしてあげよう、自分にもレイキが流れるし」って考えられる人は、ポジティブな心の状態にあります。この二人の違った人生には、積み重なると膨大な違いが生まれてきます。ですから、レイキをしっかり使っていくと、自然と人生もポジティブな方法へ進んでいきます。本当ですよ(^▽^)

Q

第一回目で、レイキを良く流すためには「リラックス」「ボーっとしていればよい」とありましたが、なかなか難しいなぁと感じています。ヨガに「無空のポーズ」というものがあり、仰向けになって全身の力を抜くポーズですが、どうしても足に力が入ってしまい、それがわかっているのになかなか力を抜くことができません。

子どもにレイキするときには、「風邪をひかないように」「腹痛が治るように」など考えてしまったり、発霊法をするときには、感覚を研ぎ澄まして何かを感じようとしてしまったり…。

香りの森ＨＰで使われている、Deuterの[Reiki: Hands of Light]、エンヤの[Shepherd Moon]を先日聴いてみました。余分なものがなく、心が穏やかになる気がします。こういう音楽の力を借りたりしながら、リラックスする練習ができればと思います。もし、リラックスするのに何かコツのようなものがあれば教えていただけると嬉しいです。

A

リラックスできるように、これから色々練習していきます。ですから、今の時点で、一言でお答えするのではなくて、この講座全体を通じて、それを習得していってください。大事なことは、

（1）急に出来るようにならない場合もあります。徐々にでよいですからね。最初から、あまり心配しないように！！

（2）結局の所は、あまり難しく考えると、考えれば考えるほど難しくなるかもしれません。このご質問主は「懸命にリラックスしよう」「リラックスしないとダメだ」って、かなりまじめに考えているように感じました。そんなに真剣にならなくていいのです。「まあ、多少はリラックスできてなくても、まあそれなりでいいか(^^)」とか、「そのうち何とかなるかな(^O^)」「私のこの程度のリラックスでも、とりあえずは！しようがない」そういう、気持ち的にいい加減な感じになる、これがコツと言えばコツです。

色々な表現や方法を使って、お伝えしていきますから、最初から頑張ろうとしないで下さいね。

Q	治そう、送ろうと思いながらやってしまうと、どうなってしまうのですか？
A	「治そう、送ろう」と思いながらやると、様々なデメリットが生じます。 （１）緊張してしまうため、レイキの流れが悪くなります↓効果が出にくくなる。 （２）自分の気を消耗しますから、短時間で疲れます↓長い時間出来なくなり効果が出にくくなる。 （３）相手と合わない場合が出てくる。意図を持って送っていくと、相手が苦痛に感じたり、プレッシャーに感じて上手くいかない場合があります。 まずは、この通信講座で「治そう、送ろう」としないことを憶えて下さい。別に難しい事はありません。ボーッと手を当てていれば良いのです。皆さんかならず出来るようになります。

次のステップで、さらにレイキのことを理解していきましょう(^^)

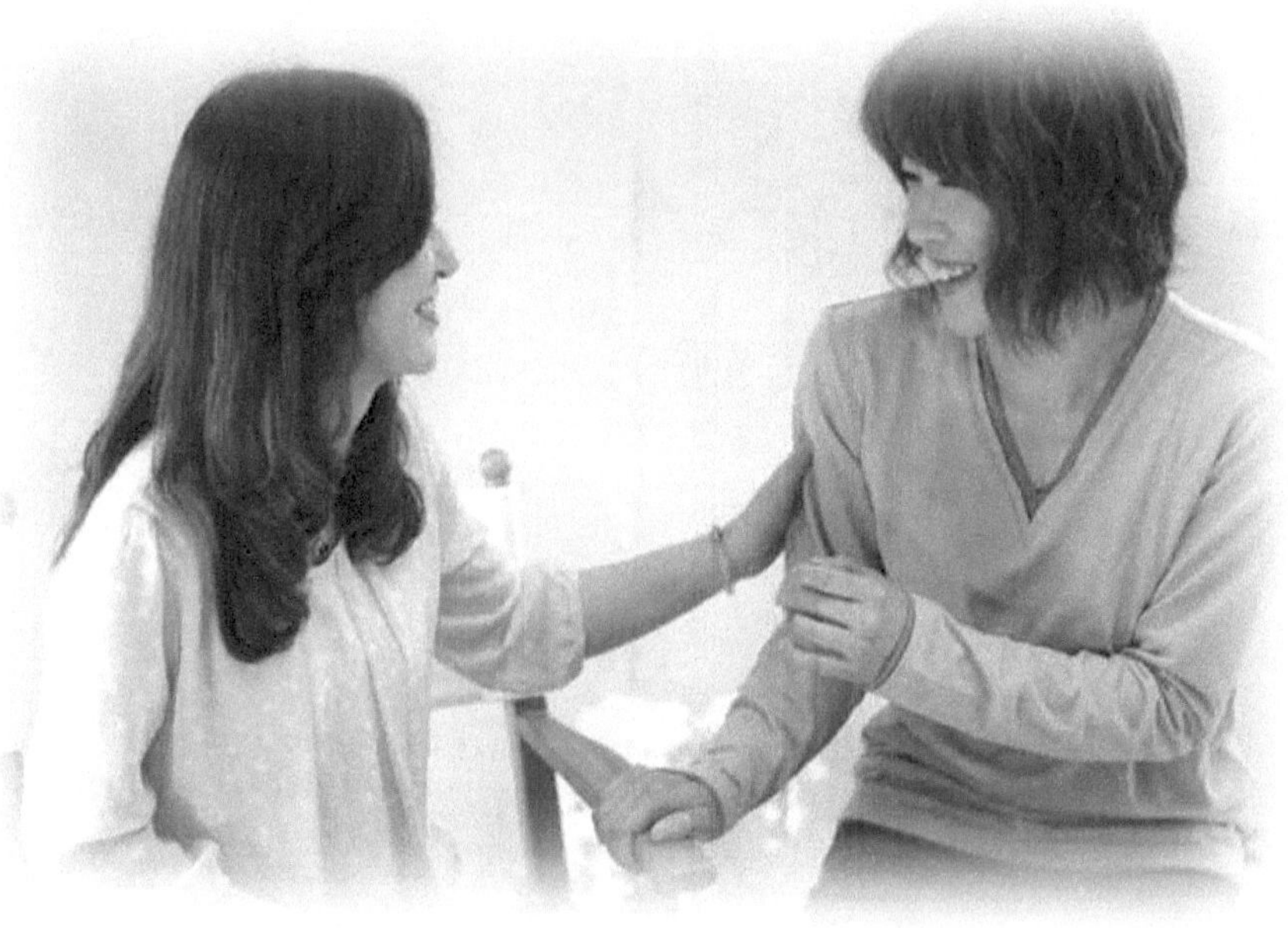

レッスン2　《出すのではなく出るレイキ》

さらにレイキのことを詳しく理解していきましょう。

レイキは体の生理的な機能

レイキは目に見えず、科学的な説明も出来ませんが、魔法や魔術でもないし、ましてや神懸かり的なものではありません。もちろん宗教とは無関係です。

レイキは誰でも持っている体の生理的な機能
教祖から能力を授けてもらうものでもない
生まれつき持っていて、誰でも使える
誰だって、多かれ少なかれレイキが出ている

実際、体と心の状態が健全なら、リラックスすると、誰でも自然に出るものなのです。(本来は)事前の知識も必要ないし、スピリチュアルなことと無縁な一般の人でも使えるとても身近なもの、知らなくてもみんなの体に流れているものです。だから、レイキを送るということは、

普段から体に流れているものを、
単に増やしてあげるだけ

ということになります。レイキは多くの人が気づいていないけれど、誰にでも流れているという不思議なものです。そして、レイキが多く流れると、様々な効果が生まれるのですね。

自分でも出来るんだ、スゴイ！

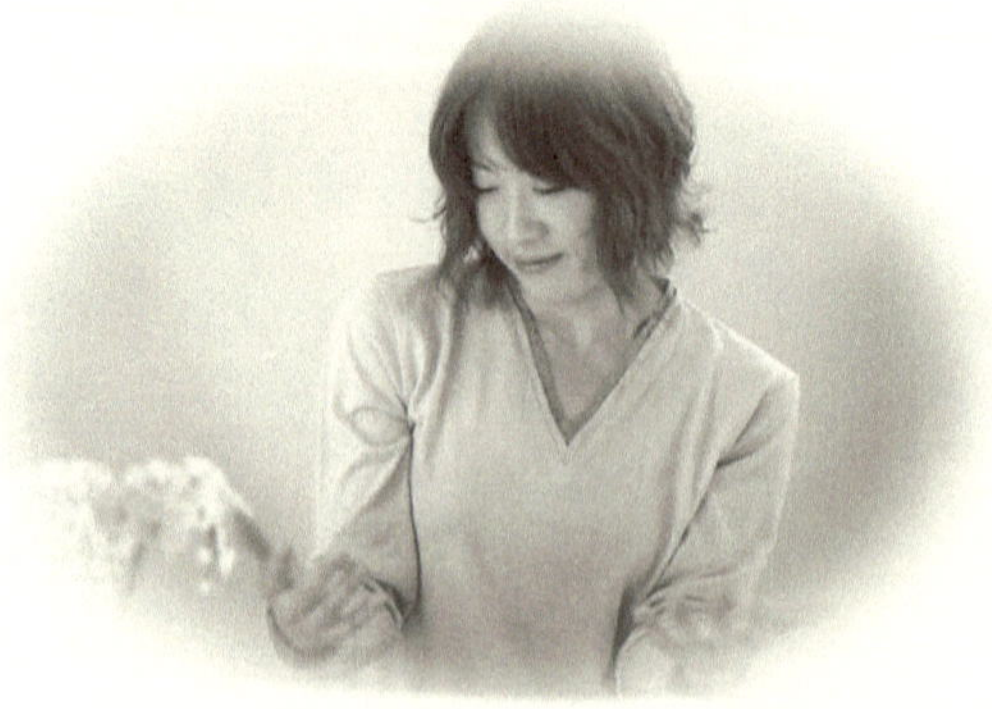

……リラックスすれば出る

では、どうすればレイキが出るか？　それは、**単にリラックスするだけ！**
本当にホントウに、それだけです(^_^)
　何かイメージしたり
　念じたり
　力んだり
　儀式をしたり

これらは一切いらない！

誰でも、リラックスするだけで、体の緊張をゆるめるだけで（完璧でなくても大丈夫ですよ！）レイキが出ます。
アチューメント（後述）を受けてなくても、講習を受けてなくても、そうなんです。繰り返します、

レイキは体の生理的な機能

なんです。

ただ、どれだけ出せるかは
その人の気の流れの良さによる

レイキは、出る・出ない、というデジタル的なものではなくて、アナログ的なものです。だって人の体ですからね(^.^;) 体と心の状態が良いと、気の流れが良くなって、レイキが沢山流れます。緊張が強かったり、心配や怒りが多いと、気の流れが悪くなって、流れる量が減ります。だから一般の人は、最初からレイキが出ている人もいれば、そうでない人もいます。でも、

気の流れを良くすれば、
誰でも！ 沢山！ 出るようになります

対面の講習では、アチューメントというヒーリングに似たことをして、短時間に効果的に確実に気の流れを良くします。すると、もうその場でレイキがちゃんと出るようになります。しかし、アチューメントを受けなくても、少し手間と時間はかかりますが、気の流れをよくする方法があります。それを本書でお伝えしていきます。

……自然体になると自然に出る

自然体っていうとなんか難しい感じがしますが、どういうことでしょう?

相手を治そうとしない
相手にゆだねる
力まない
ダメだと思わない

頑張らない
送ろうとしない

もう少し簡単に言うと「身を任せる」ということでしょうか。「いい加減になる」という表現でも良いです。日本語は面白いですね。「好い加減」とは悪い意味でも使いますが、本来は良い意味です。日本人は、流れに任せて、ゆだねるのが上手なんですね。だからこそ、レイキは日本発祥なんです、本当ですよ(^o^)。

日本語には、特別な要素が色々あります。他の言語には希薄なために、皆さんがあまり気がついていない要素があります。日本語には、他動的用法と自動的用法の両方の語尾変化がありますね、

出す	出る
返す	返る
消す	消える
落とす	落ちる
当てる	当たる
離す	離れる

壊す　壊れる
起こす　起こる
治す　治る

妻：(食器を洗っていて割る)
私：「また割ったの？！？！」
妻：「割ったんじゃなくて、
　　割れたの！！」

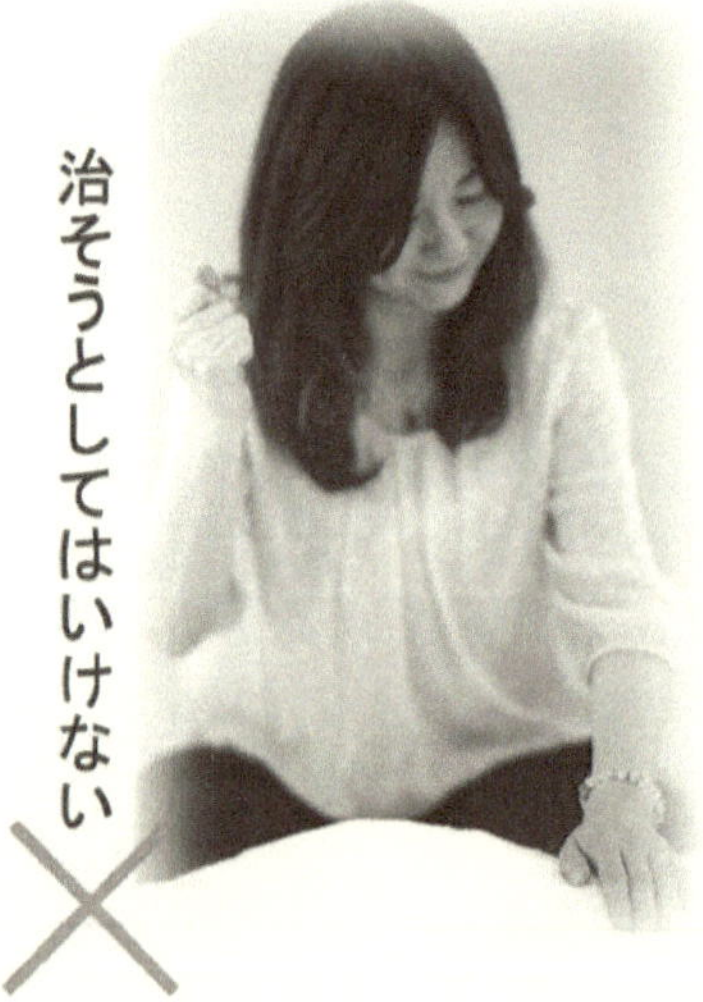
治そうとしてはいけない

ここに、日本文化の神髄の一つがあります。自分で何かを意図的に起こしてやろう、変えてやろう、そういう意図や意識の強い文化からは、レイキは生まれません。レイキは完全に自動詞の世界。物事が「自然に起こる」のです。無理して起こす必要はない、放っておけば自然に起こります。

……レイキは出すものではない！？

『気』というと、ドラゴンボールのように「出すもの」というイメージがあります。しかし、ことレイキに関しては、この認識は大きな誤りで、そのように思っていると、色々な弊害が起きます。初心者にありがちな間違いとして、一生懸命「出そう」として、力んだり、念じたり、何かイメージしたり、そういった自然体とは逆の努力をするケースがありますが、これはすべて逆効果！　そんなことをしたら、レイキは反対に出にくくなるだけなのです！　何故なら、

レイキは吸われるもの

レイキはリラックスしていると、常にある量が自然に出ています。これは意思で出しているものではなく、その人の体の状態や気の流れの良さで決まります。そして、体に手を当てると、どうなるか？

★**当てた箇所が、レイキを必要としていなければ、あまり流れません。**

★**当てた箇所が、不調、病気やケガで、レイキをたくさん必要としていると、たくさん流れます。**

★**当てた人はこれを一切調整しません！**

その箇所がレイキを勝手に**吸ってくれる**から、悪い箇所には自然とレイキが沢山送られるようになる。送る人は、純粋に物理的に、ただ手を当てているだけ、それでレイキが出るのです。だから、

×出すのではなく↓○出る
×出すのではなく↓○吸われる
×流すのではなく↓○流れる
×良くするのでなく↓○良くなる
×治すのではなく↓○治る

この大事な原理を完全に理解しておくと、レイキを最大限有効に使えます。出そうとしたり、流そうとしたり、治そうとしたりしても、うまくいきません。これは、初心者が陥りやすい落とし穴なので、しつこいぐらい強調しておきますね！

初心者だけではなく、一部のレイキマスターやスクールでも、誤った理解をしていたり、誤って教えたりするケースが後を絶ちません。なので、本書では、うんざりするぐらいこの原理のことが何度も出てきます。耳にタコができるぐらいで、ちょうど良いです(笑)　私の口には厚いタコが出来ています(^O^)

……流れる最大量には個人差が

悪い箇所に手を当てると、自然にレイキが吸われますが、その量は送り手によって個人差が出てきます。レイキの流れはよくパイプに例えられます。

細いパイプから吸い込むと、流れることは流れますが、量的には沢山は流れません。しかし、細いパイプでも、一生懸命に吸い込めば普通の時よりも流れます。また、太いパイプから吸い込むと、沢山の量が流れます。細ければ細いなりに、太ければ太いなりに、どちらもレイキが流れます。このパイプの比喩はレイキの特徴を非常に上手く反映しています。

このパイプの太さ　＝　体の気の流れの良さ

ということです。では、体のレイキの流れは何で決まってくるのでしょうか？

……体のレイキの流れ↗↙

送り手として、レイキの流れはどうすると良くなるか。これは、肉体的にはある程度健康で元気でいること、精神的には穏やかでいることでしょうか。もう少し具体的にいうと、

●肉体的には―
無駄な緊張がなく、
筋肉が弛緩している。

●精神的には―
怒っていない
心配していない
感謝したくなる

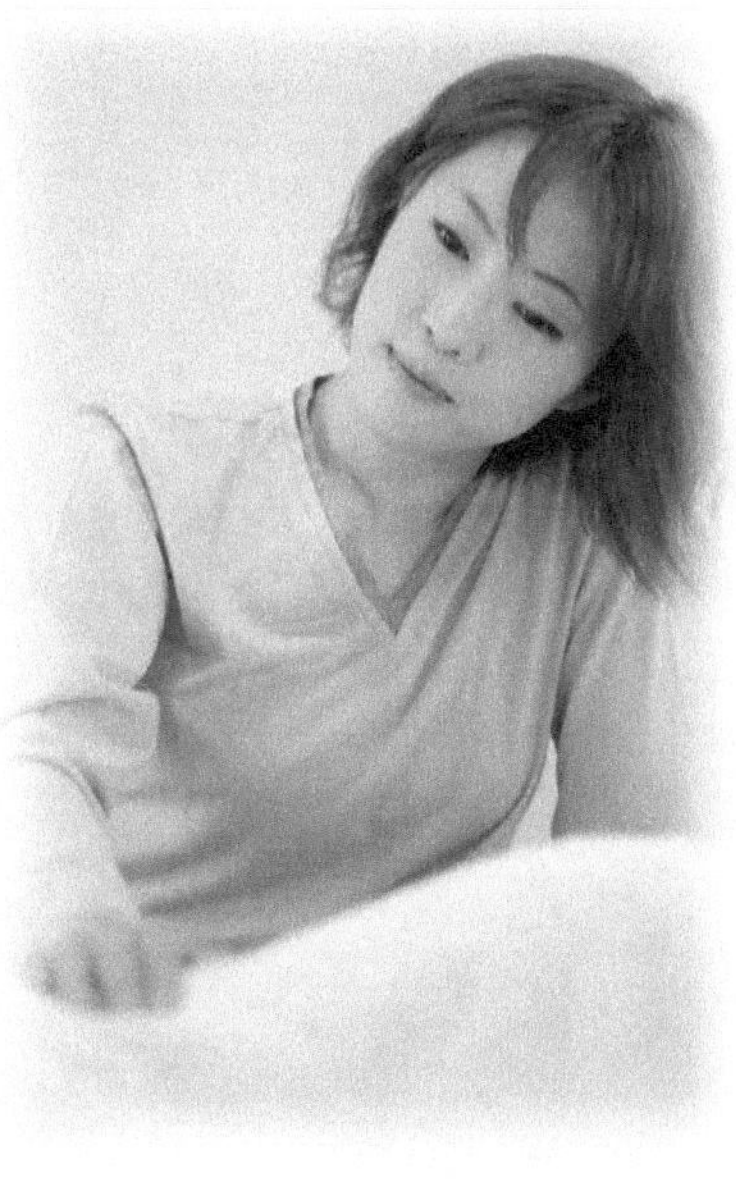

こう書くと、ちょっと難しく思われますが、要は「リラックスしてボーッとしていればよい」ということです。しかし、私たち現代人はアクセク、ピリピリ、緊張ばかりしている場合もあります。対面の講習では、ゆっくりと一日かけて、心と体を緩めて、体で覚えていきます。そして本書でも、これを重点に練習していきます。つまり、

レイキの練習 ＝ ボーッとなる練習

ということになります(^_^)/

……完璧でなくて大丈夫！

完璧に出来なくても、レイキには正のフィードバックがあります。これがレイキの素晴らしいところです。レイキは、相手に手を当てて送っているときにも、送り手自身にレイキが流れて、良い作用があります。**送っている自分にもレイキが働くのです。**

ですから、量は多くなくても、送り手からレイキが出始めると、その作用で自然に送り手自身がリラックスしてきて、筋肉が弛緩して、気持ちが穏やかになり、怒りや心配が縮小していくのです！　そうすると、さらにレイキが流れて自然に良い状態へ変化していきます。あとは勝手に任せていれば、パイプがクリアになり自動的に上手くいきます。

★★レイキが上手くいくかどうかは、

【1】**最初の段階で、最低限のレイキが流れるかどうか**

【2】**一旦流れ始めたら、意図的なことはせず、全部をレイキにゆだねる**

この二点にかかっています。

アチューメントを受けたり、自分で練習したりして、最低限の流れが出来てしまえば、あとは何も考えないで、ただ気軽に、お気楽に手を当てていれば、それで成功します(^o^)

……筋肉を緩める

レイキは気持ち的にリラックスして、身体的には筋肉が弛緩している時に、一番スムーズに流れます。初心者の場合は、頭で分かっていても、どうしても指や手、腕や肩に力が入って、力みがちになりますが、これはレイキの流れを阻害します。

手を当てたら、まずは意識的に指、腕、肩から力を抜くように努力して下さい。これは、実地で指導を受けないとなかなか出来にくい場合もあるので、本書でも、くどいほど説明、確認させていただきます。今の段階では、まず頭で理解しておいて下さい。

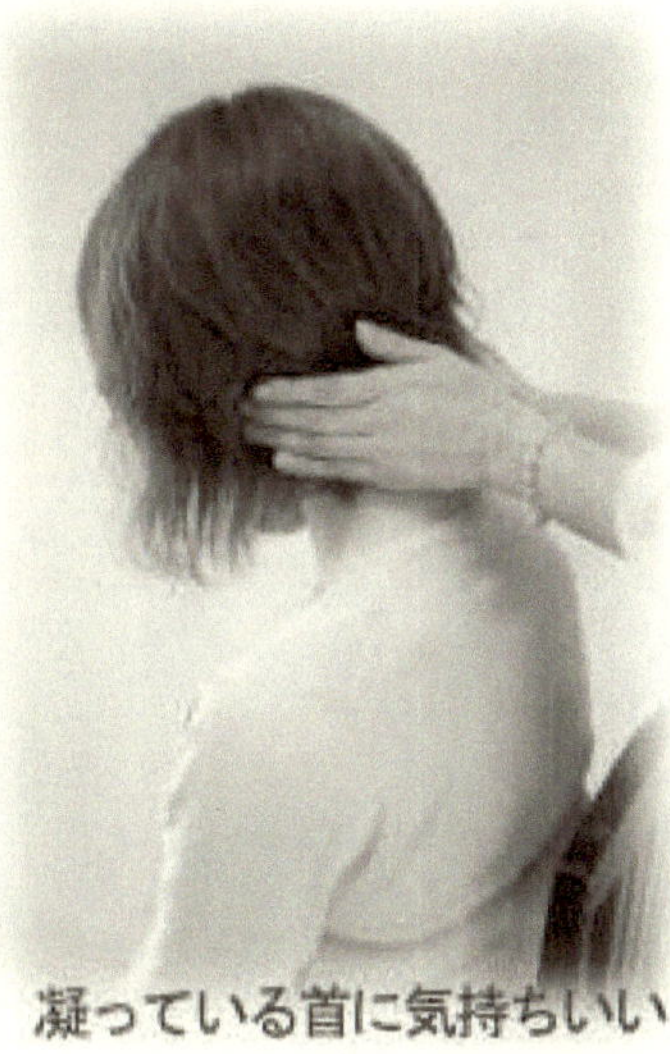

凝っている首に気持ちいい

Q	たとえば膝が痛い時、膝以外の場所にレイキをしても無駄になりますか?
A	レイキは体の中に入ると、自然に体の各部分に拡散していきます。ですから、ヒザが悪くて、ヒザ以外

のところに手を当てると、拡散して薄まったレイキがヒザに作用します。「無駄」ではありませんが、効果は低下します。レイキの場合は、どこに手を当てるのかというのが、効果を出すためにはかなり重要なポイントになります

Q　目立った不調のない人にも何か効果はありますか？

A　レイキは意図のないエネルギーで、全部受け手の方に任されています。その人の体や心で必要としている点に使われます。まったく何も必要でなければ何も起きませんが、そういう人は少ないです。

Q　レイキが流れる、吸われる感覚はわかるようになりますか？

A　ハッキリしたものではありませんが、経験を積んでいくと分かるようになると思います。しかし、この講座でも説明しますが、送る人が自分が出ている感覚は、分かっても分からなくても、結果には何の影響もありません。ですから、気にしないというのがベストです。

Q

自己ヒーリングとして自分のカラダにレイキが流れるようにするにはどういうやり方がありますか？だれか媒体（パイプ）はなくてもダイレクトにできるのでしょうか？

A

もちろん自分にもレイキが出来ます。単純に、自分の不調箇所に手を当てれば良いだけです。

Q

上手くいくかどうかは「1 最初の段階で最低限のレイキが流れるかどうか」と、書かれていましたが、人によっては、そもそもの最低限さえ流れていない、全くのゼロということもあるのでしょうか？

A

もちろん、何もしなければ最低限に達していない人もいます。しかし、次回の配信で説明していきますが、体の気の流れというのは、色々なことでどんどん変化していきます。昨日まで最低限も流れていなかった人でも、ちゃんと流れる場合も往々にしてあります。この講座を受けて、私のお伝えするようにしっかりと練習・実践して頂けば、流れるようになります。

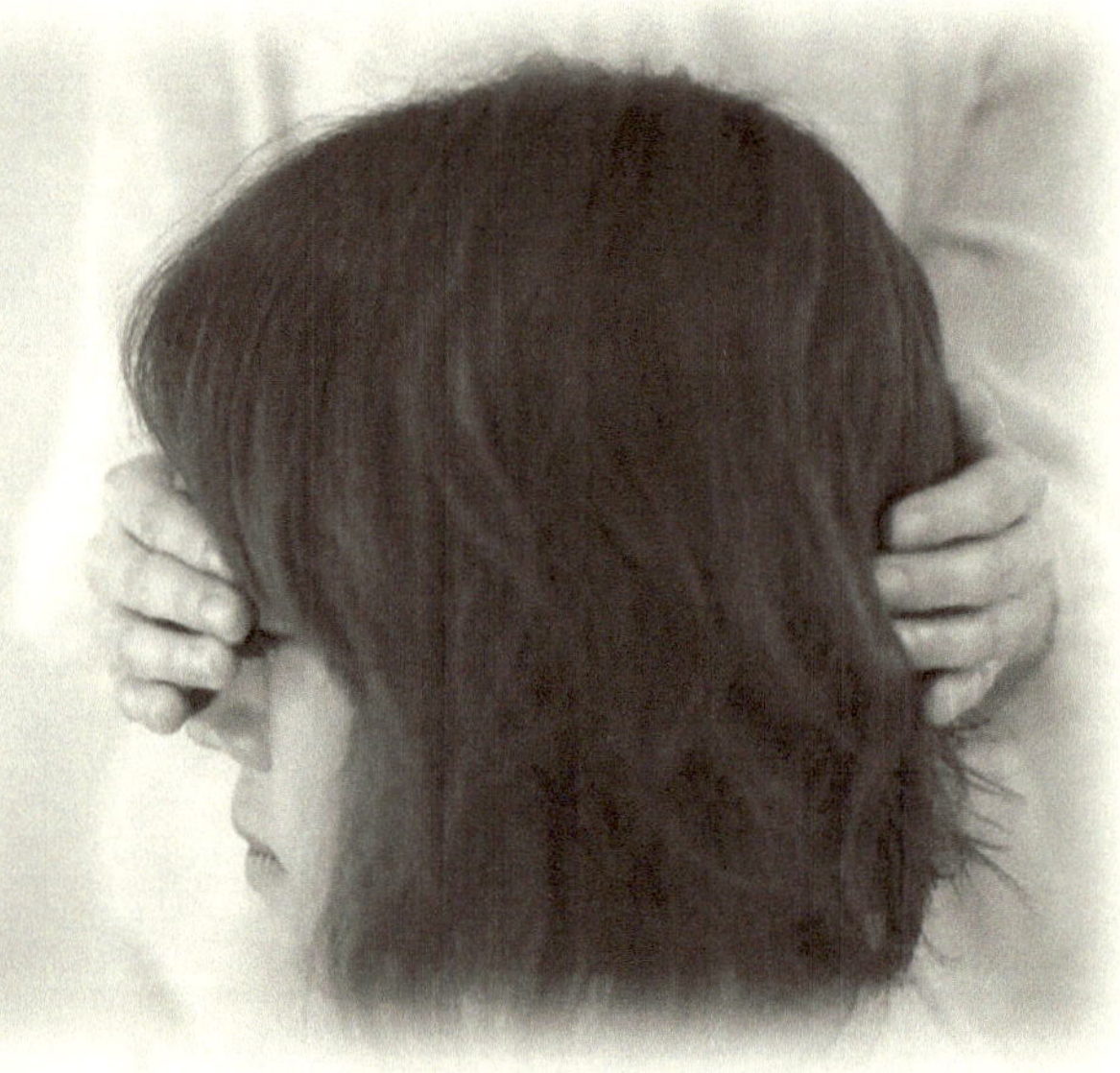

鼻炎には前後で夾むように

レッスン3　《体の気の流れを刺激する》

ウンチクが続いたので、飽きていませんか？

今回は、体の気の流れについてお伝えしていきますが、

今回から、少し実習が入ります(^o^)

これまでに説明したように、レイキは

リラックスしたとき
筋肉が弛緩したとき

に流れやすいということをお伝えしました。この他にも、人の体は様々な刺激を受けることで、気の流れが変化します。この本では、これを利用して皆さんの気の流れを良くしようと思います。

絵を見る

人は何かを見ると、視覚的な刺激で、体の気の流れが変わる場合があります。普通の人は、普段気の流れを意識していないので、それが起こっても気がつかないことが多いですが、レイキなどを使って気の流れを知っている人は、わかる場合があります。

何かの絵を見ていると：
- **手がジンジンしてきた**
- **体が熱くなってきた**
- **眉間がむずむずする**

これは、視覚的な刺激を受けて、体の気の流れが良くなり、レイキが知らないうちに流れるために起こります。

例えば、香りの森のホームページを見ていて、手がジンジンしてきたという人もいました。どんな絵から刺激を受けやすいのかは、人によって違って、事前にはわからないのが難しい点でしょうか。

★★ 実習 ★★

ご自分で好きな絵を選んで、その絵を見ながら、手を合わせてみてください。力まず、リラックスして、肩の力、腕の力、指の力を抜いて、全体的に「フニャ」という感じになってみてください。それで、5分ぐらいやってみてください。自分で絵が用意できない場合は、この画像で試してみてください。

【画像データー】

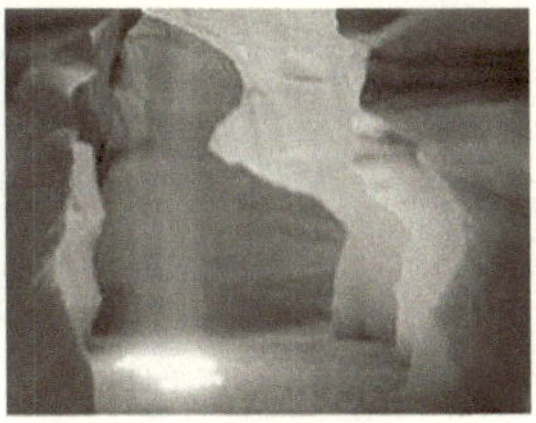

http://messia.com/temp/cave.jpg

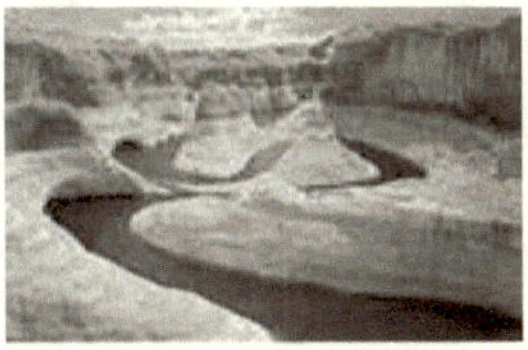

http://messia.com/temp/antelope.jpg

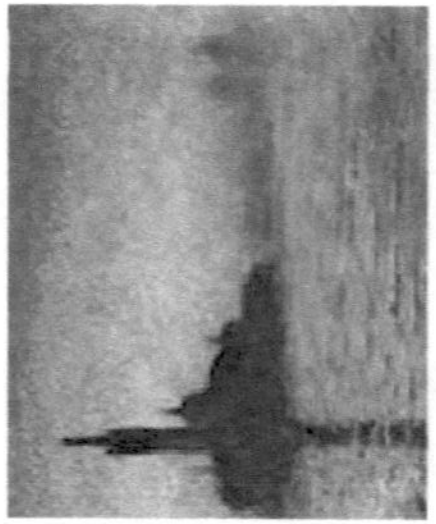

http://messia.com/temp/monet.jpg

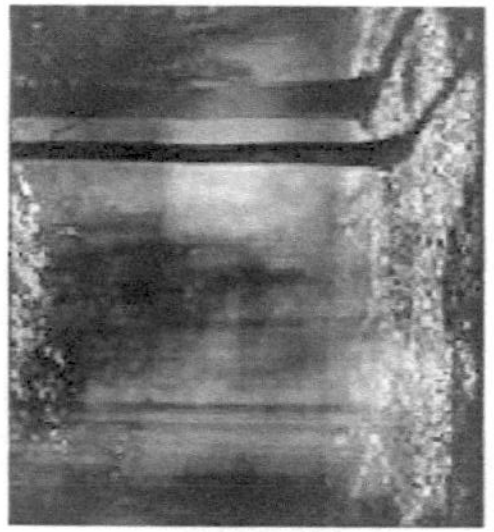

http://messia.com/temp/mori1.jpg

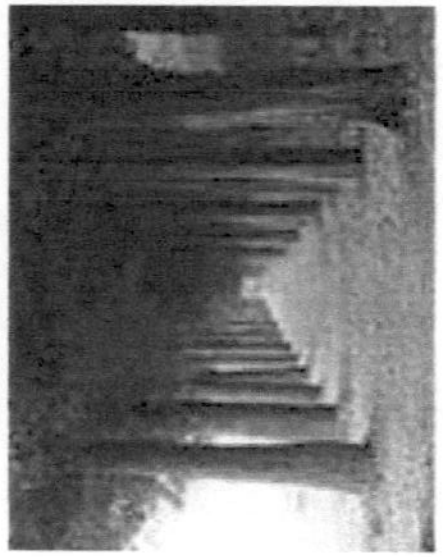

http://messia.com/temp/mori2.jpg

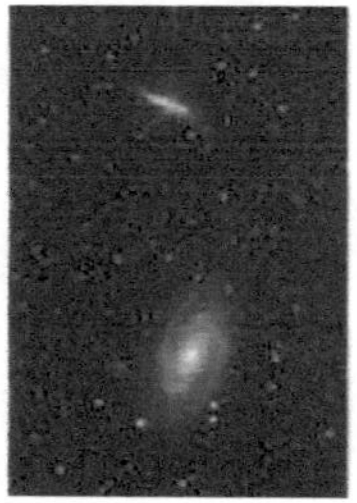

http://messia.com/temp/space.jpg

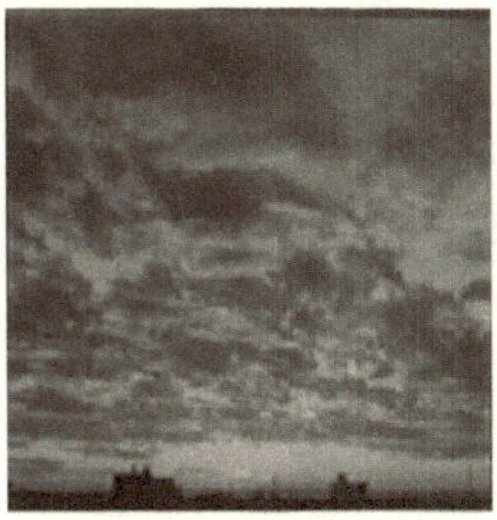

http://messia.com/temp/yuyake.jpg

http://messia.com/temp/umi.jpg

……… 何かを聴く

何かを聴くことで、気の流れが刺激されることがあります。

・風、雨、鳥などの自然の音
・鐘の音
・音楽

★★ 実習 ★★

ご自分で好きな音を選んで、それを聴きながら、手を合わせてみてください。力まず、リラックスして、肩の力、腕の力、指の力を抜いて、全体的に「フニャ」という感じになってみてください。それで、5分ぐらいやってみてください。音が用意できない場合は、この音で試してみてください。

【音データー】

風 http://on-jin.com/sound/kan.php?kate=風#se

波 http://on-jin.com/sound/kan.php?kate=水#se

鐘 http://messia.com/temp/sb1.mp3

鐘 http://messia.com/temp/sb2.mp3

鐘 http://messia.com/temp/sb3.mp3

鈴 http://messia.com/temp/suzu.mp3

アプリ http://www.oceanhousemedia.com/products/bowls/&l=jp/

アプリ https://insighttimer.com/

ただし、音にレイキのエネルギーが在るわけではないです。

誤解を招かないように、説明しておきますが、絵とか音、あるいは音楽自体にレイキのエネルギーが含まれているわけではないのです。世の中には、ピアノ音楽をピアノレイキと称して売っている人がいますが、あれは単なる音楽です。絵だって、香りだってそうです。それそのものが、レイキのエネルギーを持っているわけではないです。これらは単に、体が特別な五感によって刺激されて、体の気の流れが良くなるためです。レイキの能力は外から与えられるものではなく、お金を出して買うものでもなく、自分の体が生まれつき持っている潜在的な能力です。ですから、適当な刺激をしてあげたり、気を流して掃除をしてあげると自然に使えるようになるのです。

……香りを嗅ぐ

何か香りをかぐと、気の流れが刺激される場合もあります。精油のようなアロマでもいいですが、もっと原始的なものでも良いです。

ワラの香り
畳の香り
木の香り
土の香り
草の香り
落ち葉の香り

そういったアーシィー **earthy** なものが良いかもしれません。

★★ 実習 ★★

ご自分で好きな香りを選んで、または香りのする場所へ行って、その香りを感じながら、手を合わせてみてください。力まず、リラックスして、肩の力、腕の力、指の力を抜いて、全体的に「フニャ」という感じになってみてください。それで、5分ぐらいやってみてください。

草とか、樹とか、土とかの香りをかぐ時は、屋外で嗅ぐのではなく、家の中に少量持ってきて嗅ぐと、その香りがグンと引き立ちます。雑草も、外で摂ってきて家の中へ持ち込んで下さい。そして、手でクシャクシャともんで香りを出してみて下さい。すっごく、草っぽく感じるはずです。

……特別な場所に行く

人によっては、神社、寺院、教会など、普段と違う場所に行くと、刺激を受けて気の流れが変化する場合があります。

★★ 実習 ★★

近所の、あるいは有名な神社、寺院に行ってみて、楽に座れる場所を見つけて、手を合わせてみてください。力まず、リラックスして、肩の力、腕の力、指の力を抜いて、全体的に「フニャ」という感じになってみてください。それで、5分ぐらいやってみてください。人によっては、特定の宗派の神社や寺院に反応する場合もあります。

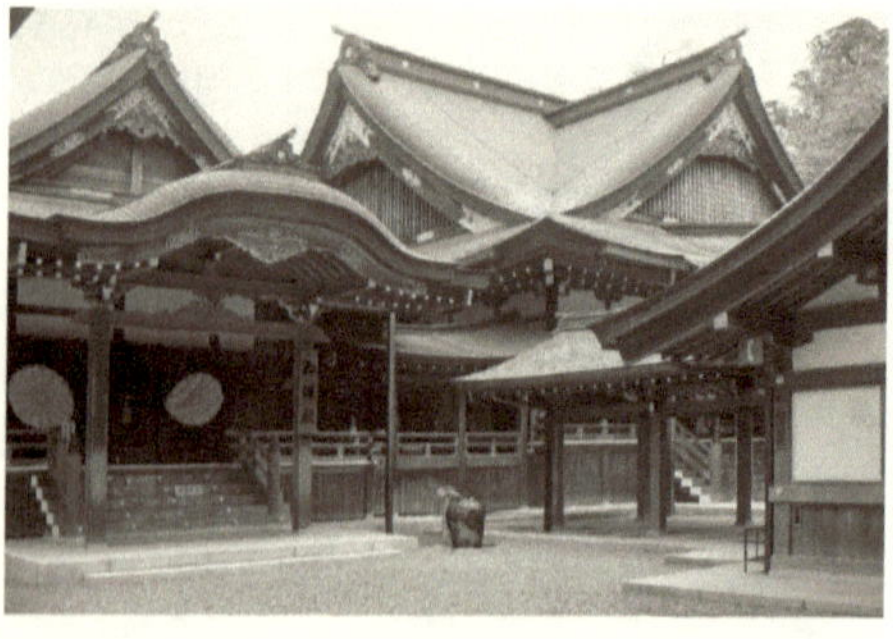

……五戒を唱える

レイキの世界では、とても大事にされている言葉があります。それは、大正時代に靈氣療法を始めた臼井先生が確立した「五戒」です。これは、健康で幸せでいるために大事な教えですが、五戒が出来るようになると、体のレイキの流れも良くなります。この五戒は音として唱えると、言霊としての効果があり、気の流れが良くなる場合があります。

最初の「今日だけは」は全体にかかります。「業」は「ぎょう」でも「わざ」でもどちらでもいいです。言霊としての効果は、頭の中で唱えるのではダメです。しっかりと

【五戒】
今日だけは
怒るな
心配すな
感謝して
業を励め
人に親切に

声に出すことで、エネルギーが発生します。

★★ 実習 ★★

静かに座って、この五戒を普通にしゃべる音量で、「**今日だけは**」から「**人に親切に**」までを、3回唱えます。合掌しながら唱えると一層良いです。気の感覚が分かるようになると、唱えた時に合掌した手に、ピリピリ感じたり、手が温かくなったりします。次回以降でお伝えする、発霊法と組み合わせると、とても効果的です。

R	早速試してみました。手が温かくなり頭、肩が軽くなり、ホワっとなりました。o(^▽^)o
C	いい感じで出来ていますね。ある程度しっかりレイキが流れているのだと思います。

R
絵を見てリラックスして、レイキが流れやすくなったというのはあまり体感できなかったです。（というか、初めて「そんなことあるんだ！」って知りました。）どうやら私は絵に描かれてるモチーフに反応する、というより色に反応してる感じでした。青など寒色系より、黄色、オレンジといった暖色系のほうが流れやすかったかな？という印象です。（冷え性だからでしょうか？？）

C

色は、カラーセラピーやオーラソーマにあるように、体の気に流れを刺激する場合がありますね。

R

音楽：サンプルで送っていただいた音源の中では「波の音」が一番反応してたように思います。シンギングボウルの音は、冷たく、不安な印象を受けるんです。風鈴も微妙な感じでした。

私はちょっと感性が変わってるのでしょうか自分の好きな、普通の歌手が歌ってる曲の時に、一番レイキが流れてたように思います。ご参考までに

http://www.youtube.com/watch?v=0SQWxzogav8

http://www.youtube.com/watch?v=EnHFwSRhvnY

生々しい感情込めた歌い方ではなく、加工して、機械的な声になってる女性の声がリラックスできるみたいです。歌詞の内容云々よりも耳に響く音が気持ちいいんです。

少し毛色が違った音ではこんな場合でもしっかりレイキが出てました。この音も耳に気持ちよいんです。

場合によっては眠れます。http://www.youtube.com/watch?v=WDKKZgUhf3I

C

PERFUME の歌でレイキが出るのは意外です。３番目のは、わりとオーソドックスかも知れません。

R

私は自分の好きな音楽を聞きながら車の運転をしてる時（ただし、通り慣れた道を走ってる場合に限ります。通勤帰宅時などの場合です）にけっこうレイキが流れてました。（冷え性にも関わらず、暖房も入れてないのに、手のひらがぼんやり暖かくぴりぴりし、足の裏も土踏まずのあたりを中心に暖かい。）

C

なるほど、そういった体の反応は確かに、レイキが流れている感じですね。とても面白いですね。

R

今日は一人でゆっくりする時間があったので、レイキの練習しました。力が抜けて、心地よい感じになり、でも雑念が・・・。無理に無心になろうとしなくて任せて良いのかな？ そのまま任せてると、手のひらがモヤモヤした感じにはなるんだけど、強い感覚にはなかなか…。

C

非常に良い感じで出来ていると思います。雑念は、出てきても全然構いませんので、気にせずにボンヤリ任せていて下さい。そんな感じで続けていると徐々に良くなっていくと思います。

Q

レイキというと、キレイなお部屋で受けるものというイメージがあります。確かに物の少ないキレイな場所に行くと気持ちがいいですが、疲れたときに「もー今日はグチャグチャでいいやー」とそのままふて寝するのも、体の力が抜ける気がします。この場合もレイキは流れているのでしょうか。ただ疲れてぐったりしているだけなんでしょうか？

A

最初に「レイキというとキレイなお部屋で受けるもの」というイメージは、正しいものではありません。もちろん、心地よい環境で受けることは、より心地よい状態になるのにプラスになりますが必須ではありません。むしろ、私の教えた受講生の方達が日常レイキを使う場面というのは、逆に普段のゴタゴタした生活の中のほうが圧倒的に多いです。

「もー今日はグチャグチャでいいやー」となったときにも、もちろんレイキは流れます。むしろそのようなときにこそ、自己ヒーリングを活用して頂ければ最高です。

Q

心身かなり弱っている友人に会いました。その友人に自分の子どもにするようにただ手を当ててあげたい、という気持ちを強く抱きました。レイキについてうまく説明できる自信もなく、手の当て方もわからず、結局何もできないまま別れてしまいました。ただ、友人と会っている間やその後もずっと、今までにないくらい手や足、全身がぴりぴりしていました。

①そのときの私の状態は、「自然体」でも「リラックス」していたわけでもないと思うのですが、全身がぴりぴりしていたのはどうしてなのでしょうか？これはレイキなのでしょうか？

②先生がもし同じような状況だったら、友人に対してどのように対応されますか？

A

2回目の講座でお伝えしましたが、（1）レイキの流れはオン・オフのデジタルではなく、アナログである、（2）出る量は二つの要素で決まる、どれぐらい吸われるか、そして自分のパイプの太さです。緊張していなければ、ある程度は流れますから、それほどリラックスしていなくても、レイキを沢山吸ってくれる対象がいれば、自分の手にピリピリ感じてもおかしくないでしょう。

【注意！】しかし、この質問者の場合は、「送りたい」「治したい」という意図・意識が強いように思われますから、このとき感じていたのはレイキではなくて、質問者の治したいという「個人的な気」つまり気功的な気であった可能性がかなり高いと思います。手を当てていなくてもそう感じたのでしたら、特にその可能性が高いです。

私がどのようにするかは、この講座を学んでいただければ、自然に分かっていただけると思います。

Q

ヒーリングをするとき、お酒を少し飲みながらリラックスできる音楽を聞いてやったところ、初めて手のひらが脈打つ感じというか、どう説明して良いかわからないのですが、何かを感じました。これがレイキが出ている感覚なのかどうなのかわからないのですが、お酒を飲みながらヒーリングをするなんていけないのでしょうか？ 個人的には、すごくリラックスでき心地よく感じることができたのですが・・・

A

適量のお酒を飲んで、リラックスしているときにレイキをするのは全く問題ないです。送るほうも、受ける方も、お互いにうまい使い方です。肝臓にレイキしておけば、悪酔いしなくなります。ただし、運動した後のようにアルコールが廻りやすくなるので、いつもより量を減らして下さい。

Q

レイキがちゃんと送られていれば、受け手側は、必ず何か感じるものなのでしょうか？　もし、全く何も感じなければ、ヒーラーの力というかレイキの流れている量が不十分ということなのでしょうか？

A

これはレッスン11で詳しくお伝えしていきますので、少し待っていて下さい。

R

何回か練習してみました。まず、お風呂上がりに好きなアロマを嗅ぎながらやってみると、指先がチリチリピリピリとしてきた。しばらくすると、合わせた指や手が自然にピクッと動いた。いつもより、夜布団に入っても足先が暖かく感じたので嬉しかった。

C

レイキのエネルギーを指先に感じる場合は、結構あります。布団の中で足先が暖かく感じるのは、上手くレイキが流れている証拠ですね。

R

添付されていた森の絵を見ながら行う。指先のチリチリピリピリは同じ、頭の後ろがズンとする。これは一回だけ。五戒を唱えて行う。指先のチリチリピリピリのあと、吸い付くような感じ。両手の間で何か動いている感じ。

C

頭にレイキが流れると、何か感じる場合もあります。五戒の時は、指先だけでなくて、手のひらの間でエネルギーが感じられたようですね。

R

通勤のバスが座れることが多いので、半分眠りながら手を合わせています。手がジンジンするのがすぐわかります。メールで送っていただいた写真を見ながら（自分の好きなセドナの風景でした）、家で練習してみましたが、こちらの方が手の感覚が強かったです。静かな環境だったので、それも良かったかもしれません。

ついでに頭に手を当ててみたら、ずいぶん温かかったです。なぜか自分の体調が悪い時の方が、温かいのがよくわかります。フィギュアスケートとかをＴＶで見てる時も、集中してるせいか、よいようです。とにかく深く考えず、適当に（？）練習してみると面白いです。

C

通勤の途中やテレビを見ながらでも、全くＯＫですね。案外そういう形で、無目的にやると上手く行ったりします。すでに自己ヒーリングとして使え始めていますね！　そして、不調部分があると、レイキを多く吸ってくれるということです。

R

実習をやってみたのですが、なにも感じることができませんでした。ただ、自分が好きな、嵐の歌を聴いてやってみたところ、左側の頭がぎゅっとなりました。これはたまたまなのでしょうか？

C

早速試してみましたか(^^)今の段階では、何も感じられない場合があります。これには、まだ十分に気が出ていない、まだ気の感覚がつかめていない、この２つの要素が関係しています。ですので、感じなくても心配する必要はありません。これから、お伝えする発霊法をやりつつ、気の流れを刺激する方法をやっていくと、徐々に違いが出てくると思います。嵐の歌は、それは何かの刺激になっているようですね(^^)

Q

手を合わせてボーッとしていると、手のひらが離れ指先だけが付いている状態になります。これは間違っていますか？

A

次回の発霊法のところで、説明していきますが、手の力が抜けてくると、手のひら同士は１㎝位離れて、指先は付く形になりますが、それで良いです。上手く行っている形です。

レッスン4　《一人で出来る練習法》

一人で出来るレイキの練習法（発霊法）をお教えします。
これは将来、上級者になっても使えます。

今回からは、レイキが出るようにする「発霊法」を練習していきます。これは初心者から始められる簡単な方法ですが、熟練者になっても続けて使える有用な方法です。私でも、10年以上、ほぼ毎日発霊法をやっています。

……まずは準備

落ち着ける場所を確保

あまり堅苦しく考える必要はないですが、落ち着いた静かな場所がやりやすいと思います。ご自分の家で、そんな場所と時間を見つけてみてください。

- 子供の登校後のリビング
- 自分の部屋
- 就寝前の寝室
- お風呂に入ったときに

発霊法は、手を合掌するので、人目があるとちょっとやりにくいですが、手をおろしてしまえば、喫茶店や電車でも発霊法の練習をする事が出来ます。

BGMを流しても良い

リラックスできる音楽は、助けになります。いわゆるヒーリング音楽、癒し系の音楽がおすすめです。鳥の声、イルカの声、水の音などの自然音も良いかもしれません。エンヤもいいですね(^^)

私がスクールで使っている音楽はここに紹介してあります。

http://messia.com/reiki/music/

アロマやお香も良い

香りも助けになります。精油を使ったアロマ、あるいはお香でも良いです。自分のお気に入りのものがあると楽しいですね。

携帯は切るか遠くに

携帯は、マナーモードになっていても静かにしているとバイブレーションが気になるものです。

メールとか、LINEとか入ってくると気を奪われますから、完全に切るか別室に置いておきましょう。

イスでも良い

次に自分の体勢についてですが、これは特に制約はありません。一般的には、背もたれのある椅子を使うのがやりやすいでしょう。

床に座っても良い

私は、気軽に発霊法をするときは、床に座って、足を延ばして、背中を壁につけて、という体勢でやります。ただ、長い時間になると椅子のほうが疲れにくいです。

ベッドに腰掛けて

就寝前に発霊法する時は、ベッドの端に座ってというのも悪くありません。眠くなったら、すぐに床に入れちゃいますから便利かも(^-^)

……… 始めよう！

発霊法は2ステップ　【1】**浄心呼吸**　↓　【2】**合掌**　以下、説明します！

環境を整えて

携帯を離して、音楽をかけて、香りをセットしたら準備ＯＫです。

自分の体勢も決めて下さい。トイレも済ませて。

体の緊張を解く

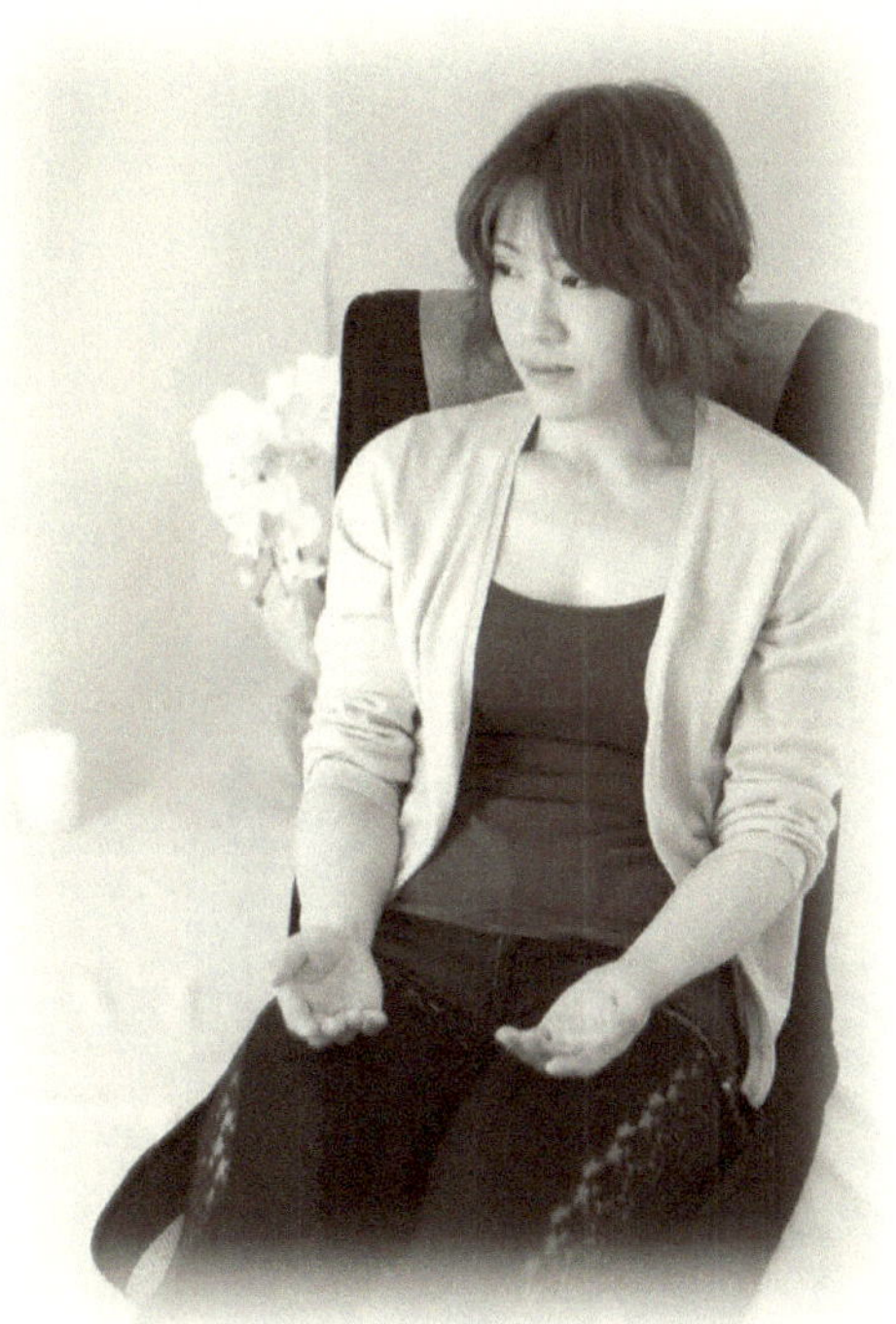

◆手は膝の上に乗せましょう、手のひらは上向きに開いて置きます。他の形も可能ですが、最初はこの形で試してみましょう。

◆両肩を一度ぐっと上げて、腕と一緒にストーンと、思いっきり落としてみましょう。この落とした状態が、自然に力が抜けている状態です。普段は、皆さん肩に力みがある、だから肩こりになるのです！

◆腕の力、手の力を極力抜きましょう。ダラーーンという感じになりましょう。

◆歯を噛みしめてはいませんか？ 奥歯でギュッとなっていませんか？ 口を少し半開きにする。発霊法の最中は、唇が軽く離れて、顎の力が抜けているぐらいが良いです。だらしなくうたた寝をしていると、口が半開きになって、よだれが垂れてる、あれぐらい緩むと完璧です(笑)

体に任せる

肩、腕、顔、顎から力を抜いて、力みを取ったら、すべて自分の体に任せてしまいます。なるように任せる。

無目的になる（浄心呼吸）

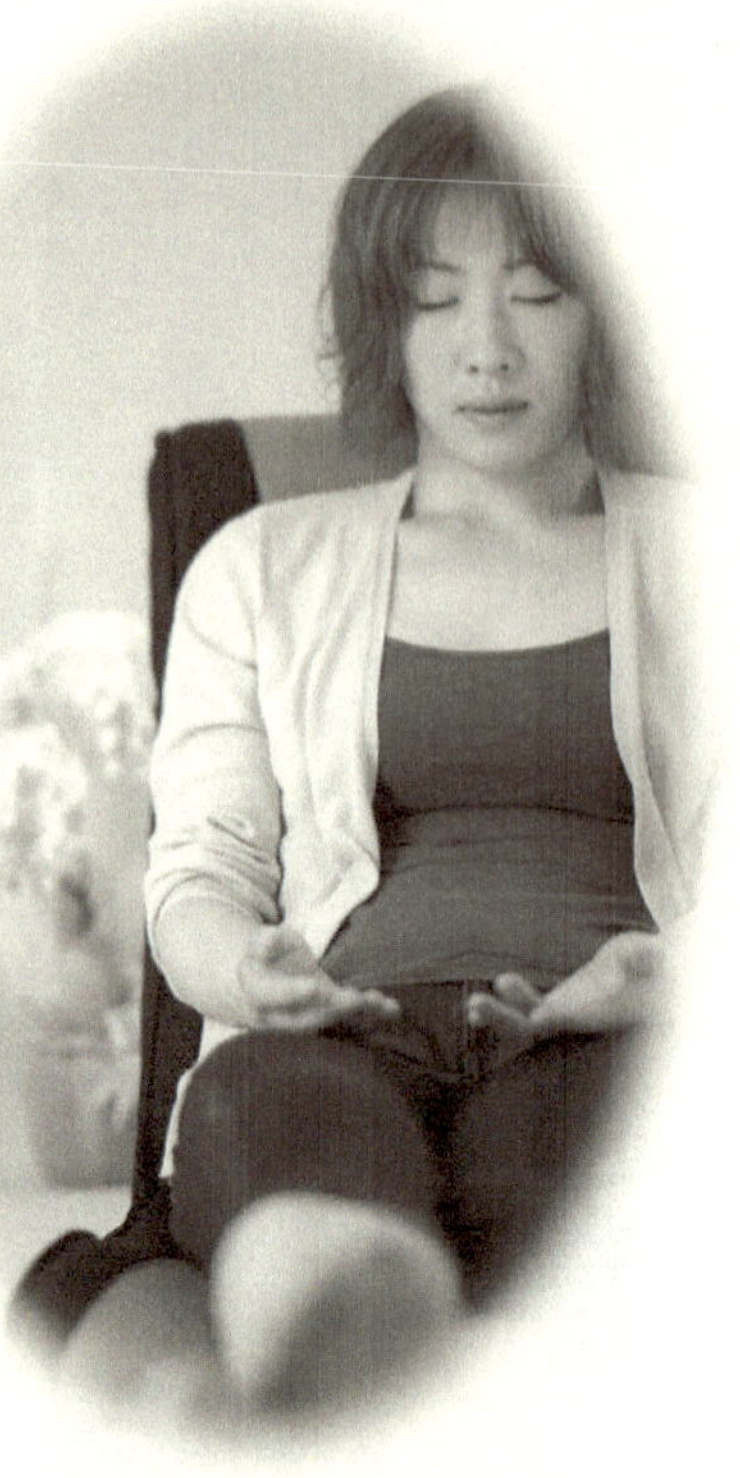

この段階ではかなりの割合の人が
「頑張るぞ～」
「正しくやるぞ！」
「自分を変えるぞ ☆(`´)☆」
など、強い目的意識を持っているかもしれません
が、発霊法では、

目的意識を
捨て去ってください！

これが発霊法、ひいてはレイキの極意なんです
(*_*) 目的を意識しすぎると、それは気持ちが力んでいるということなんです。気持ちが力むと、体も力みます。力むとレイキの流れは悪くなります。逆に、力みがなくなれば、レイキは良く流れます。要は、

「まぁ、いいか」という、お気楽な気持ちになればＯＫ。
「自然体」なんて難しい言葉を使うと難しく感じます。
「～しないといけない」って自分に制約を与えるのではなく、
「適当にしていれば、勝手に上手くいくんだ」そう思えばよいのです。

こういった「良い加減な気持ち」「適当な気持ち」になれることが、発霊法だけではなくレイキ全般にわたって大事なことで、それが出来るようになれば、もうこの講習は終わりと言っても良いぐらいです。

体に任せていれば
自然に必要なことが起こる

これこそがレイキの本質です。

……完全主義は不完全になるだけ

私たちの体というのは、もともと素晴らしいものなのです。意図的に難しいことをやろうとしてみても、それは自分が難しいと考えている概念・イメージ、それ以上には発展しません。一生懸命に100点を取ろうとして、力んで汗かいて頑張ってみたって、凡人はせいぜい70点とか、良くても80点止まりでしょう。自分で100点という難しい壁を作っているだけです。しかし、

何が100点か気にしないで、
成り行きや自然に任せてしまえば、
100点の壁が消失するのです！

そして、知らないうちに120点、150点、いや200点にもなり得るのです。これこそがレイキの世界。いま、皆さんがやろうとしていることは、科学的に解明されていることではない、普通の人にとっては未知のことです。私たちには未知の力が生まれつき備わっている。だから、じたばたせずに(笑)、未知の力を持った自分の体に任せれば良いのです。

さて、発霊法に戻りますが、とりあえず10秒でいいですから、無目的になりましょう。カラダ的には、ゆるむという表現でも良いですが、フニャという感じといえば分かりやすいでしょうか。

気持ちも心もフニャ　です(^_^)

そうすると、呼吸が穏やかになり、ゆっくりになり、浅くなってくると思います。そうなれば成功！(これを浄心呼吸と呼びますが、呼吸は意識してはいけません。ただ、自然体にしていると結果的にそうなるということです。)この浄心呼吸の時間は、10秒でも、数分でも、短くても長くても全くかまいません。

………合掌しよう

浄心呼吸をやって、ザワザワしたのが落ち着いてきて、呼吸が穏やかになれば、それでＯＫ。次に合掌します。この時点で、ある程度のレイキが出ているものです。レイキは、リラックスしていると、自然に、ある量が出ます。手を合わせて合掌することで、左右の手がお互いにレイキを送りあうことになります。

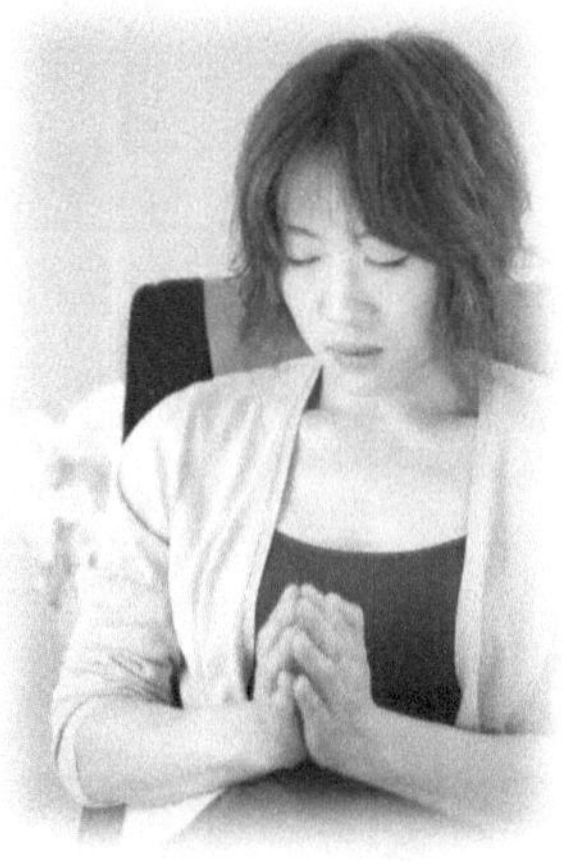

［発霊法のメカニズム］　手のようなレイキの出入り口は、レイキを受けると刺激され活性化されて、もっとレイキが出るようになります。もっとレイキが出ると、さらに反対の手が刺激されて、またもっとレイキが出るようになります。このように、リラックスして、ただ手を合わせていると、手から出るレイキが徐々に増えていって、手も徐々に活性化していって、それで体にもレイキが流れるようになるのです。

ただ、リラックスして合掌してるだけ！　それが発霊法のポイントです(^O^)

……合掌のコツ

合掌の手は、全面ぴったりつけません。指から力を抜き、手のひら同士を無理につけなくて良いです。指から自然に力を抜くと、指先はついたままですが、両手の平の中心部には、１センチ位空洞が出来ますがそれよいです。

（この様な合掌の仕方を「虚心合掌」と呼びます）

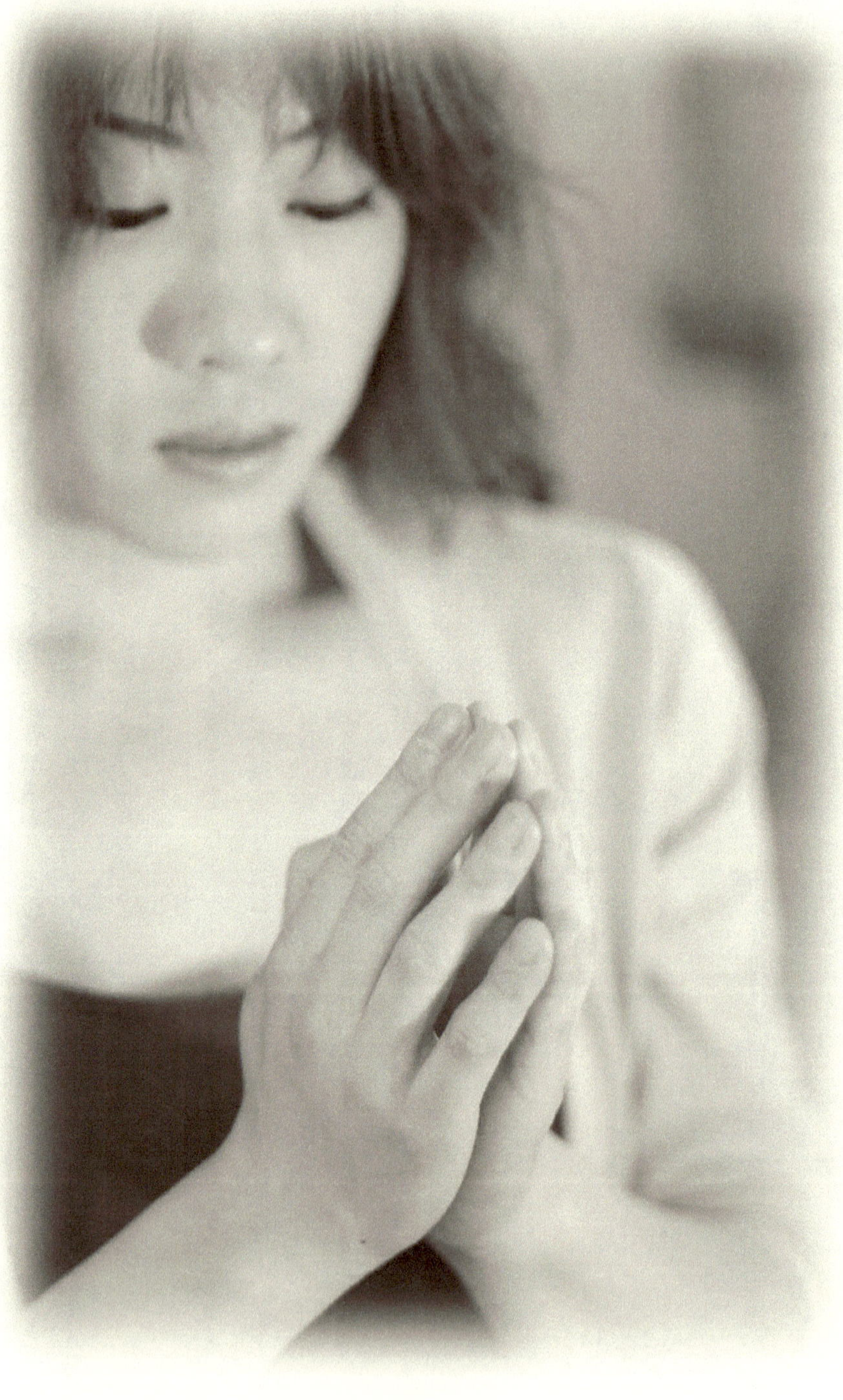

さて、発霊法のコツは、今までレイキについて長々～と説明して来たことが完全に当てはまります。いままでのポイントは頭に入っていますか？

力を抜くこと！
　力んではいけません
　　指、手、腕、肩の力を抜く

レイキを『出そう』としてはいけません。
何も念じない。ただカラダに任せるのです！

エネルギーの流れとか、光とか、宇宙とか、
　　何もイメージしてはいけません！

呼吸も気にしない。腹式呼吸とか気にしない。
　体にゆだねる！

雑念は出てくるのが普通。出てきていいのです！
出てきたら、また意識をリセットしてください。
その繰り返しで大丈夫！

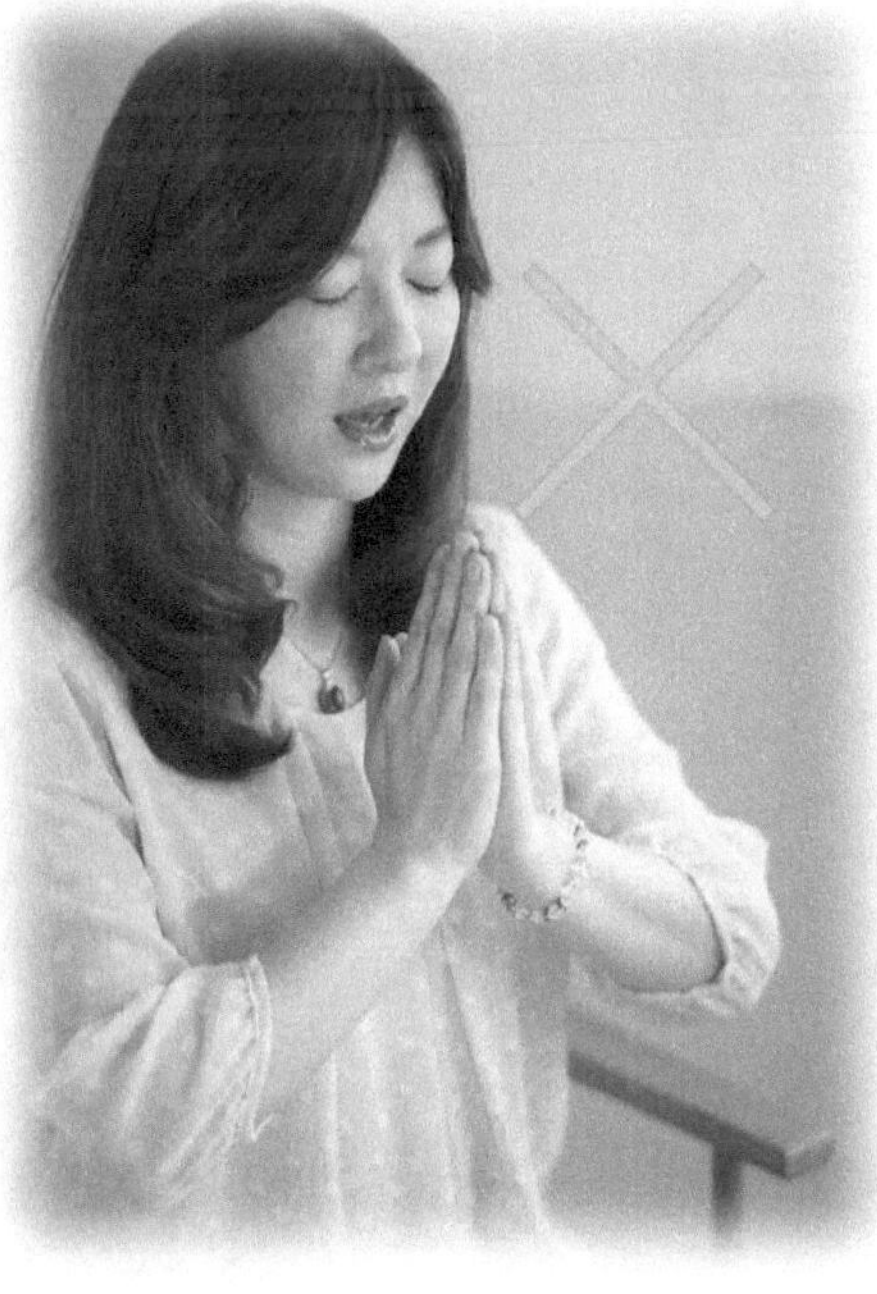

妄想してもいいです（笑）

妄想したら、また意識をリセットして、その繰り返しで大丈夫！

……まずは10分を目標に

このようにして、まずは【10分出来るように】練習しましょう(^_^)

もし上手く行ってないと感じたら、本章やQ&Aを、もう一度丁寧に読み返してやってみて下さい。

まずは10分出来るようになることが目標です。そして、上手く行っているようだったら、回数を増やしたり、時間を長くしてみて下さい。

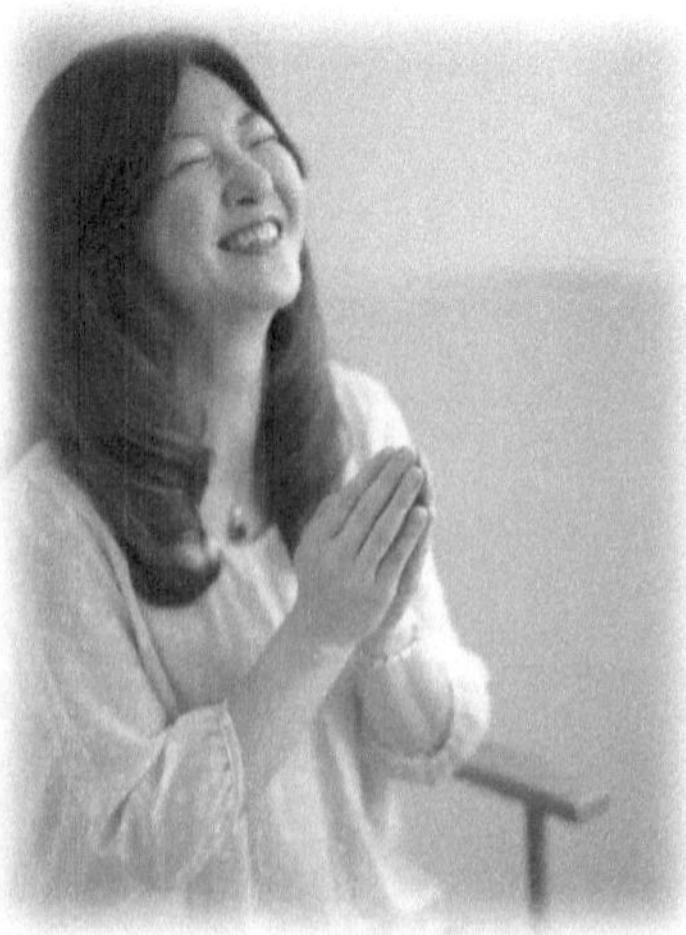

……気の感覚は人それぞれ

発霊法は、とても大事なレイキの練習法なのですが、今の段階では何も実感がなくても、全く問題ありません。

体が普通の感じのままで、手に何も感じなくても、それは気にしないで続けてください。よろしいでしょうか？ **実感がなくても続けて下さい！**

今の段階では純粋に形だけで良いです！

力を抜いて、目的意識を持たず、雑念が出てもいいから、とにかく最低10分、ジッと合掌していられるかどうか、これがポイントです。何も感じなくていいです。この状態で、ジッとしていることが出来れば、次の段階の自分に手を当てたり、他人に手を当てたりが、上手くいきやすくなるのです。発霊法を出来るようになっておくと、あとがスムーズにいきます。

発霊法の直後に、自己ヒーリングを試す

これまで、自分に手を当てるのを試されていた人は、是非とも発霊法をやったあとに、自己ヒーリングを試してみて下さい。たぶん、これまでよりもレイキの量が増えていて、自己ヒーリングの実感も得やすくなると思います。

当てる箇所は自分の好きな箇所や、コリや不調の部分が、実感が出やすいです。

これも、レイキ七箇条を厳守して、一箇所で5～10分試してみて下さい。

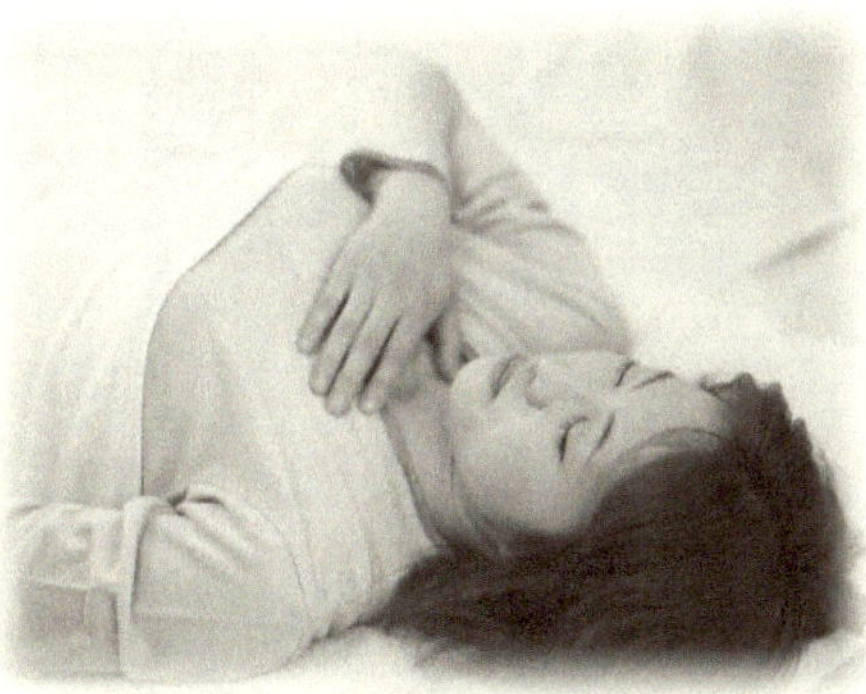

自分にも当ててみよう

R

体の緊張を解いた後に合掌すると、今までの手の感じに変化を感じました。体の緊張を解かないで合掌していたときは、体に力をいれないように意識してはいましたが、その意識すら必要ないのだと感じました。

体の緊張を解いた後に合掌すると、手のひらの間に温もりのあるなにかがあるような感じで、指先が惹

かれ合うような感じで、手全体がジワッとしたモワッとした・・・何という表現をすればよいのか難しいですが、温もりの気体に触れているような感じでした。

C

そうですね、最初は「緊張しないように、力を入れないように」って意識が強いかも知れませんが、慣れてくるとそれもどうでも良くなって、そこから調子よくなるものです。そのモワッとしたものが「気」の感覚です。とても上手く出来ていると思います。

R

発霊法を実践してみた結果です。とにかく「いい加減な気持ち」「適当な気持ち」ということでやってみました。自分しかいない自室だったので、浄心呼吸をして手を胸のあたりまで持ってきて合掌してみたところ、指先がちりちりするような感じと、あごのあたりに暖かい気？風？が漂ってくるのを合掌した手のほうから感じました。それから、おでこのあたりがぞわぞわしだし、最終、頭をぐるっと一周ぞわぞわする感じになりました。痛いわけじゃないですが孫悟空（某アニメではなく昔ながらの西遊記に登場するほうの）が三蔵法師によってはめられた「輪っか」を思い出しました（笑）
そして足ですが、足も暖かいような、ぞわぞわするような、表現しがたい不思議な感覚で、足が地面に磁力かなにかでひっついてるような重い、というかひっぱられるような感覚がありました。そしてだんだん眠くなってきて、１０分続けるのがやっとでした。もう少しで「寝落ち」寸前になりました。

C

「あごのあたりに暖かい気？風？」というのが気の感覚です。レイキが上手く出ていると思います。あと、発霊法をすると、頭の中もレイキが通りますので、普段と違った感覚を感じる場合もありますね。おでこはチャクラなので、そこからの気の出入りを感じることもあります。とても、いい感じで、出来ています。

R

これまでの内容とは直接関係ない体験談ですが、レイキは傷にも良いと聞いたことあったので、仕事中、右手の人差し指の第二関節あたりを棚の角にぶつけて、内出血し、小さく皮がはがれて傷になってたのですが、家に帰ってレイキを流してみたところ、(仕事中、レイキを流そうと手を止めると、遊んでるふうに誤解されそうなんで)、翌日には内出血による痛みはずいぶん軽減されてました。

C

ケガに使っていただけましたか。そのようにドンドン実験してみて下さい。ケガのことは通信講座でお伝えできるか分かりませんが、とにかくケガをした直後からレイキを使う、このことが最大のポイントです。5分経ってから手を当てるのと、直後に手を当てるのは、治り方が天と地の違いがあります。本当です！！最初の1分、いや30秒以内に手を当てられるかどうかですね。細胞というのは、直前の状態を憶えていると言われています。早ければ早いほど良いです。今回も、もしも直後に当てていれば、痛みも内出血もなくなっていたと思います。必要な時間は、ケガの程度によって5分、30分、1時間と幅がありますが、直後に当てると驚くようなことが確実に起きます。もちろん、今回のようにかなり時間が経ってから手を当てても、それはそれで効果が出てきますが、とにかく直後です。切り傷、火傷、捻挫、打ち身、何でもいいです。直後に使ってみて下さい。

Q

朝の通勤電車で座っていて、肩、首、腰、骨盤などから力を抜いて、ホニャっとなって目を瞑っていたら、凄く気持ち良くなり、あわや最寄り駅から折り返すところでした。こんな感じでも良いんですか？眠かっただけでしょうか？　あと、手を合わせると何か弾力のようなものを感じるのは昔からなんですが、これはレイキなんでしょうか？

A

はい、「凄く気持ち良くなり」というのは、体にレイキが流れているためですので、それでとても上手く行っていると思います(^o^)　それで良いですよ！　手のひらの間に「弾力」を感じるのも、それも気の感覚の一つですね。手のひらを、離したり近づけたりすると、分かりやすい場合もあります。

R

発霊法を試してみました。浄心呼吸を始めてすぐ、上向きの手のひらの指先がチリチリしてきた。また、眠くなってきたので五分程そのままでいると、手のひら全体が暖かくなって、丸いボールを乗せているような感じになる。続いて合掌。指先のチリチリはいつもの通り。そのあと、チリチリが指全体から手の甲まで広がる。10分過ぎる頃には、手全体が熱くなる。そして、この時もとても眠い。

C

いい感じで、浄心呼吸→合掌と出来ていると思います。手全体が熱くなったり、眠くなったりするのは、体全体にレイキが良く流れているせいですね。

R

自己ヒーリング。足底腱膜炎でかかとが痛かったので、両手でかかとを包むようにする。一度目は、いつも痛いところが、さらにひりひりと痛くなって驚いた。5分程、手を当てていたが最後まで同じようなヒリヒリ感。何かに反応したのか、面白いと思った。同じように、一日に一回、かかとに自己ヒーリングをしているが、その後は、ヒリヒリではなく、中の方が熱く感じる。気持ちの良いあったかさ。

C

最初、ヒリヒリ感じたのは初期の治癒反応でしょう。そういったときは、もう少し時間をかけて手を当てていると本格的な治癒反応が出てきます。それがそのあとの「中の方が熱く」ですね。そういう体の末端は、血流が良くないので、足の付け根からレイキをすると、効果が出やすいです。詳しくはここをご覧下さい → **http://messia.com/reiki/zakkan/legs.php**

R

じっとして10分が結構長く感じてしまったので、掘りごたつでテレビを見ながらやってみると、同じように手全体が熱くピリピリしたが、これでも良いですか？ この時の方が、合掌していることが気にならないなくて、合わせた指がつながっているように感じた。

C

そうそう、それで良いですよ。最初は10分を超えると、ジッとしてるのが大変かも知れませんから、ながらでも気軽に試してみて下さい。

Q

私はもともと猫背で、ヨガをするときには頭頂から足まで一本の筋が通っているようなイメージをもち、意識的に姿勢を正すようにしています。今回の実習では、「フニャ」という感じになるとありましたが、私が力を抜くとどうしても猫背になってしまいます。それで大丈夫ですか？

A

レイキの時は、何もイメージしません。しないほうが良いです。意識的に姿勢を正すようにしなくて良いです。多少猫背になっても、まったく何も問題ありません。さらに詳しくこの通信講座で説明して行きますから、徐々に理解していって下さい。

R

音と絵、五戒の実習をやってみました。音は、Deuterの［Reiki：Hands of Light］を聴きながら、絵は、送っていただいた緑の森の絵を使わせていただきました。
音の実習では、手の力を抜くと指先と手首がくっついた状態での合掌になり、最初は指がじんじんしてきて、そのうち手のひらや足などがじんじんしてきました。そして、手のひらや頭、顔が温かくなるのを感じ、温かくなった手を顔や頭に当てたくなって、当ててみました。今まで合掌しただけでは感じたことのない感覚がありました。

C

そういう感じの合掌で良いです。これも、この講座で詳しく説明していきます。いい感じで、レイキが出始めていると思います。体が温かく感じるのは、レイキが流れている証拠です。その調子で、やっていって下さい(^o^)

R

音については最近すぐに眠たくなってしまいます。絵は周りの景色に気を取られて集中しきれないところがありました。五戒は、少し手のぴりぴり感がありました。

C

それはそれで、全く構いません。自分が利用しやすい五感、利用しにくい五感があると思います。

R

浄心呼吸はヨガの安楽座と同じ感じですね。いきなり合掌するより、浄心呼吸をしてからのほうが指先の冷えが改善されるように思います。

それから合掌すると手のひらの中心が温かくなるのがわかります。発霊法を何回かしていくと、最初は中心だけだったのが、今では手のひら全体に温かさを感じるようになりました。

C

浄心呼吸の効果を実感して頂いて良かったです。気持ちを落着けてから合掌したほうが、気の流れが良くなると思います。指先↓手の平の中心↓体全体というパターンは皆さん似ていますね。

R

5歳の子供がいるので、ちょっと熱っぽかったり、咳をするときなど、ちょくちょく試しています。自分で合掌するよりも、子供に手を当てるほうが、手の温まりが早いような気がします。そして、私はすぐ眠くなってきて、5分でもすごく長く感じてしまいます。なので、一緒に布団に入って寝ながら手を当ててます。朝になると症状がマシになってることが多いです。完全に治るまではいかないですが…

C

以降に詳しくお伝えしますが、レイキを沢山吸ってくれる人に当てるのが一番沢山流れます。添い寝しながら使っていいですよ！時間のこともこれからお教えしますが、ハッキリした症状を改善した場合は、5分では短すぎで、20分、30分と当てている必要があります。でも、5分でもそれなりに効果が出ているようですね。

R

ＨＰで末端の冷えはおなかから順番にレイキするといいと書いてあったので、おなか↓股関節とやってみると確かに早く足先が温まります。ただ、指先はあまりうまくいきません（汗）自分でだと肩とか手をあてづらいからでしょうか？

C

早速やってみられましたか(^o^) 腕の場合は、最初に肩関節に当てます。当て方は、前側から脇の下の位置に当てるようにするとやりやすいかと思います。例えば、左手で右の脇の下に前側から、脇の下の位置に当てます。手を脇の下に挟んでしまってもいいです。それを左右の腕を交叉して、左右同時に当ててもいいです。

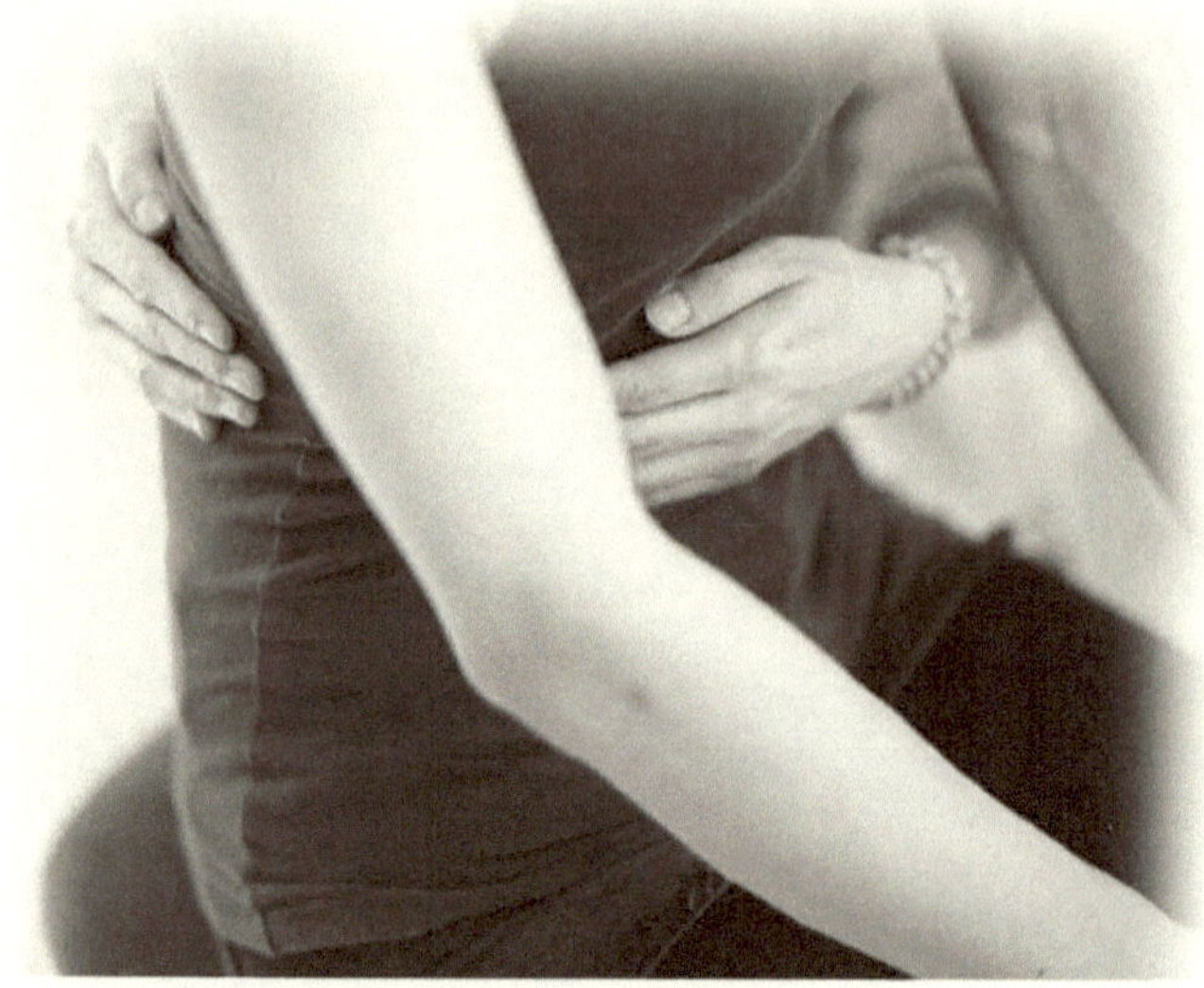

疲労回復には肝臓や腎臓に！

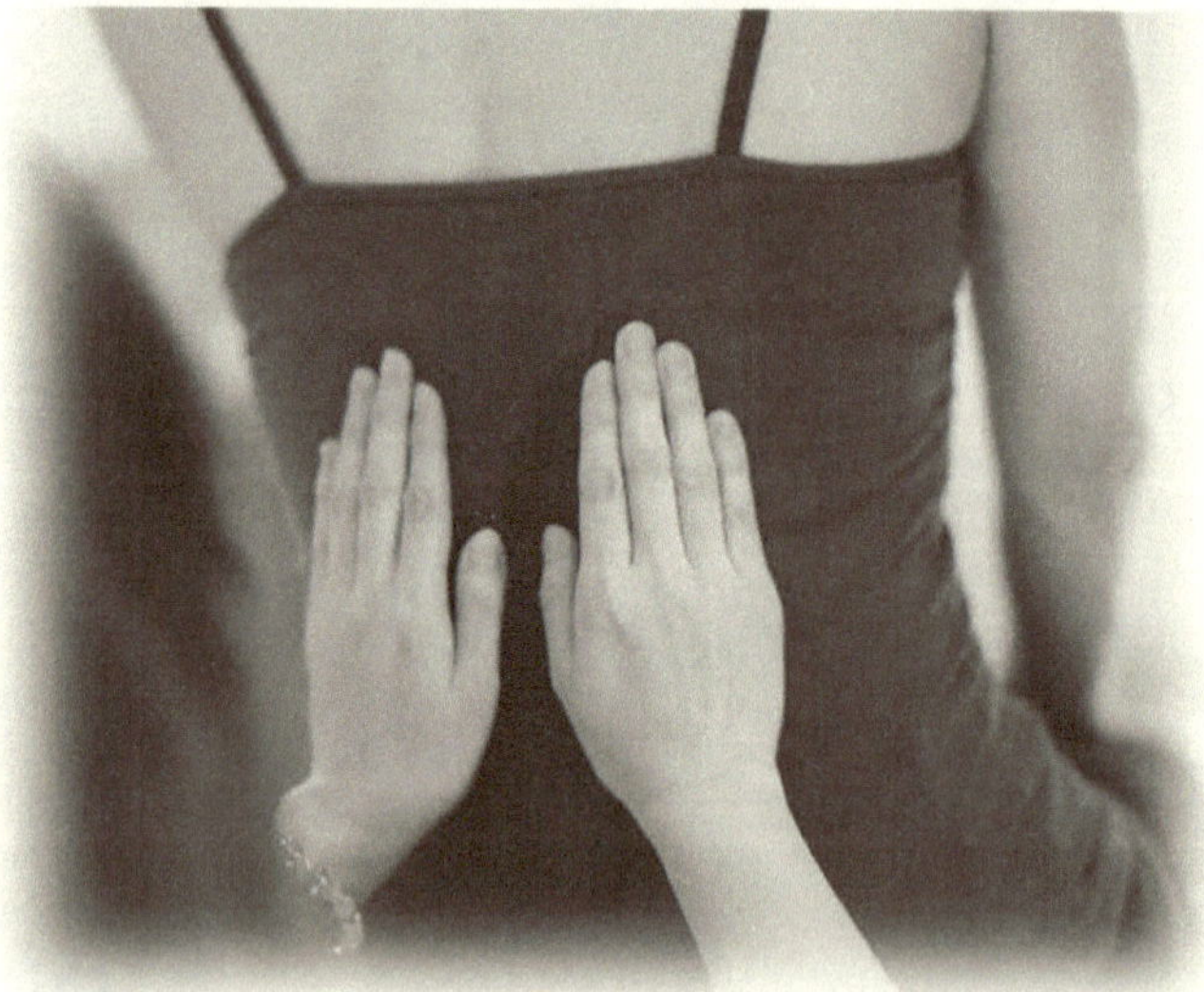

レッスン5 《もっと練習してみよう》

発霊法は、レイキが出来るようになるためには、とても大事。

この章で、さらに詳しく説明を読んで、練習を進めていきましょう(^_^)v

……… 発霊法の詳細

〰〰〰〰〰〰〰〰〰〰〰

まだの方は試してね！

〰〰〰〰〰〰〰〰〰〰〰

発霊法、まだ試していない人は、ドンドン試してみて下さい。

これは、レイキ習得の上で大事なステップです。本書では、実習は皆さんの自主性に任されています。皆さんが、実際に手を動かして実習・練習して頂かないと、意味が激減します。レイキは知識ではなくて、体験、実践、経験して初めて分かり、身につくものです。まだ、試していないかたは、是非やってみてください。（しつこいでしょ　笑）

復習です

力を抜く
出そうとしない
何もイメージしない
呼吸も気にしない
雑念も気にしない
妄想してしまっても気にしない

瞑想とは違う

「瞑想」というと、とても難しい堅いイメージがあるかもしれませんが、発霊法は瞑想とは違います。つまり、無意識とか、無心になるのが目的ではなく、単に気持ち的にリラックス出来ればそれでよいのです。（それはレイキをするときも同じ）だから、雑念が出てきても、妄想してしまっても、その時に心配したり怒りが出てこなければ、それでＯＫなんです。

♪♪♪♪♪♪♪♪♪♪♪♪♪♪♪♪♪♪♪♪♪♪♪

気楽に考えると色々な点で上手くいきます

♪♪♪♪♪♪♪♪♪♪♪♪♪♪♪♪♪♪♪♪♪♪♪

10分で疲れてしまう

10分ぐらいで、合掌している手が疲れてしまうのは、まだ力が抜けきっていないためです。私たちは日常、意外に無意識に力が入ってしまっていることが多いのです。だから、自分で力を抜いているつもりでも、まだかなり力んでしまっていることとあります。

もう一度、意識して肩を落として、腕を重力に任せて、指から気持をそらしましょう(^_^)

ちゃんと力が抜けてくると、20分30分合掌してもそれほど疲れないようになります。あと私が良くやるのは

手を自分の力で維持するのではなく
誰かが支えてくれていると思う

ことです。これは重い荷物を持っているときも同じです。自分で支えようとしないで、誰かがつり上げてくれていると思うと、余計な力が抜けて軽く感じられるものです。

長い時間で疲れたら

どうしても、目標の時間前に疲れてしまったら、一旦手を両膝に戻して、最初の浄心呼吸に戻り、休みます。そして、手・腕が休まったら、また合掌を再開して続ければ大丈夫。

練習の頻度

発霊法は、最初は毎日やると効果的です！時間は、無理のない程度に徐々に長くすると、徐々にレイキが出ていくようになります(^_^)

手の感覚

20～30分以上発霊法していると、手がジンジンしたり、ピリピリする事がありますが、それはレイキが沢山出るようになったためです。手が腫れぼったく感じる時もあります。ただ、感覚というのはかなり個人差がありますから、まったく感じなくても、ガッカリすることはありません。

♪♪♪♪♪♪♪♪♪♪♪♪♪♪♪♪♪♪♪♪♪♪♪♪♪♪♪♪♪

今の時点では、何も感じなくてもＯＫ！

♪♪♪♪♪♪♪♪♪♪♪♪♪♪♪♪♪♪♪♪♪♪♪♪♪♪♪♪♪

五戒を唱える

前の章でお伝えしたように、五戒を唱えてから発霊法をすると、より気の流れが良くなる場合があります。この五戒を3回、声に出して唱えます。頭の中で暗唱してもダメです。普通にしゃべる音量で発声します。物理的に空間の振動が起こることで、エネルギーが発生します。発霊法を始める前に、唱えても良いですし、途中で唱えても良いです。試してみて下さい。

【五戒】
今日だけは
怒るな
心配すな
感謝して
業を励め
人に親切に

………試しに使ってみる

自分で試す

さて、何回か発霊法が出来たら、自分の体に手を当ててみましょう(^_^)/

自分の悪いところ

凝っている肩、痛い腰、ストレスを感じている頭、

などに手を当ててみましょう。手を当てている時は、発霊法をしている時と全く同じ、レイキの七ヶ条を守りましょう(^_^)/

雑念も気にしない

妄想してしまっても気にしない

それで、どのように感じるか自分の体の感覚を観察して下さい。場合によっては、今の段階では何も感じないかもしれません。場合によっては暖かく感じるかもしれません。どちらでもOKです。最低、5分位は手を当てて様子を見て下さい。

レイキ七ヶ条

送ろうとしない
出そうとしない
治そうとしない
何もイメージしない
力まない
頑張らない
雑念は気にしない

他人で試す

他人への使い方は、以降で詳しくお伝えしていきますが、もしも気軽に「受けても良いよ♪」っていう人がいたら、是非試してみて下さい。というのは、

レイキは自分に使うより、他人から受けた方がわかりやすい！

からです。特に、相手の悪いところ、コッているところに手を当ててあげると、受け手は感じやすいです。時間は、やはり5分以上は当ててあげると良いですね。最初の数分は、自分が多少緊張してるでしょうから、出る量

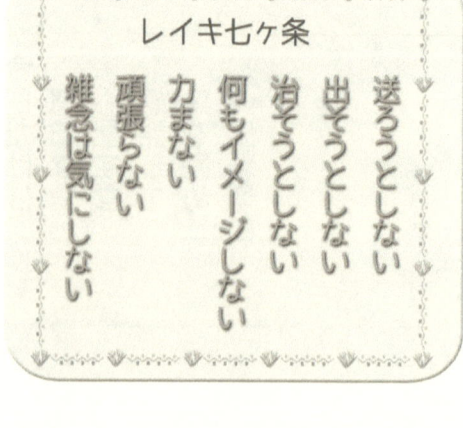

が多くないかもしれませんが、当てて体に任せていると、徐々に調子が出てきますからね(^_^)　この時も、「送る」とか、「出す」って意識してはいけません。ボーッとしているのが一番上手くいきます。

………ここまでを繰り返します

★発霊法をする★
★たまに自分に使ってみる★
★可能なら他人に使ってみる★

これを何回か繰り返してみましょう。発霊法を繰り返せば繰り返すほど、他人でも自分でも使えば使うほど、徐々に気の流れが良くなっていって、出る量が増えていきます。初めのうちは分からなくても、繰り返していくうちに、徐々に変化が出てくると思います。

徐々に良くなってくる

最初は余り実感がないかもしれません(T_T)　自分に手を当てても、あまり何も感じないかもしれません(>o<)

「うーん、分からない」

「これでイイの？」

「なんか実感ない」

「騙されている？」

など焦燥感があるかもしれません。しかし、発霊法を繰り返して、自分や他人に使っていくと、だんだん体の気の流れが改善されて良くなります。繰り返すことで、気持ち的にも慣れてきてリラックス度が増してきます。そうすると出るレイキの量がさらに増えていきます。ですから、焦らずに気軽に繰り返していって下さい。

……使える他人を見つけておく

さて、少し先の準備をしておきましょう。のちのち大事になってくるのは、他人にレイキを使っていくことです。実は、他人へレイキを使って、初めて本来のレイキが分かります、本当です。自己ヒーリングだけではダメなんです！

詳しい話はあとの章に出てきますが、今の段階では、レイキを使える他人をまず見つけておきましょう。他人へレイキを使うとなると、恥ずかしがって躊躇する人がいます。ですから、今の段階から、レイキを使える他人を見つけておくようにしましょう。

『今、気功みたいの習っているから、もう少ししたら練習させてね』

『ヒーリング習っているから、今度練習台になってね』

体調が良くない人、病気の人、不調箇所がある人には、練習台になってもらうように予約をしておくと、あとで実践しやすいです。

R　音楽：クリスタルボウルのCDをかけると、身体が音の響きに共振するかのように小刻みに振動し、あたたかくなり、体中のエネルギーが入れ替わるかのような、そんな心地よさを感じました。

C

民族楽器の生演奏を聴く機会があり、シャーマンズドラムや銅鑼、土笛、チベタンボウルなどの演奏を聴いたのですが、そのときも、クリスタルボウルと同じく、身体が音の響きに共振し、濁りが消えていくような、そんな浄化と癒しのエネルギーを感じました。

「濁りが消えていく」というのは面白い表現ですね。

R

場所：初詣で、お寺に行きました。人が多くて、ざわざわしてて、騒がしいのは事実なのですが、仏様のお姿をみると、なんとも言えない優しさやあたたかさを感じ、すーっと自分に戻る感覚と言いますか、気持ちが静まり落ち着く感覚がありました。

C

人が多くても、そういった気持ちの落ち着きが、ちゃんと感じられるのですね。

R

発霊法：指先が冷えてましたが合掌し、しばらくするとあたたかくなりました。目をつぶっていましたが、手を中心に、周りを細い虹のような光が囲っているのが見えました。あたまのてっぺんがもしゃもしゃと、何か、エネルギーが入ってくるような感覚がありました。手を離し、膝の上に置いてからは、そのあたまのもしゃもしゃと、尾てい骨までの背骨のラインに沿って、エネルギーが流れ、ラインが整うような、そんな感覚がありました。

C

光が見える人もいるようです！　僕なんかは何も見えませんが(笑)。頭から尾てい骨まで、エネルギーの流れる感覚ですね。とてもイイ感じです。

R

セルフヒーリング：これは普段からよくやっているのですが、ふと、不安でいっぱいになったとき、感情を抱えきれなくなったとき、みぞおちに手を当ててます。あたたかさを感じ、すっと自分に戻れる気がします。

不安でいっぱいな小さな自分が、今の自分のお腹にしがみついてて、その子に対し、大丈夫だよと、なでてあげるような感覚です。痛みに対するヒーリングとは違いますが、自分自身のグラウンディングやセンタリングに使っています。

C

みぞおちは、そういう効果がありますね。不安や、怒りに効果があるときもあります。

R

浄心呼吸をしていたら、上向きにしていた手がジンジンしました。しばらく、このジンジンを感じた後、合掌してました。姿勢はあぐらでしたが、だらりとしてたのでうなだれ気味でした。

ある瞬間、合わせた手が凄く大きくなった感じがして、そして自分の手に身体の方が包まれた感じがしてビックリしました。気持ち良い感じがしたのですが、気がそれてしまったのか長続きしませんでした。ＢＧＭに水琴のＣＤを流していました。ふわっと浮き上がり、クルンとひっくり返って、自分の手で自分を包んだ感じでした。気持ち良い感じだったので、またそうなるかなぁと思いますが、これもアリでしょうか。

C

上手く行っている場合は、最初の浄心呼吸の段階で、もう手からレイキがかなり出ているときもあります。ジンジンしたのはそのせいです。「自分の手で自分を包んだ感じ」面白い感覚ですね。なんとなく分かる気がします。手を起点にして、体全体にレイキが流れているせいでしょうね。もちろん、アリです(^^)

R

何回か試してみました。かかとの痛みには腰から徐々に足先へ、ということでやってみました。膝にあてているときから、足先もモヤーッと暖かくなり始めました。いきなりかかとより足全体が暖かく気持ちが良かったです。

レイキも好転反応は出ますか？　毎回ではないのですが、次の日いつもよりかかとが痛い時があります。単に前日歩きすぎたせいかもしれませんが…。そんな時は、また手を当ててみると暖かく痛みがやわらぐ様な気もします。

C

腰からスタートして、足全体が暖かく感じられて、ちゃんと足の血流がアップした証拠ですね、素晴らしい！　好転反応は出ることもありますが、これは少し後の段階で説明する時間があると思います。今は、気にしないでやって下さい。今のこの場合は、まだ時間的に足りていなくて、治癒反応が中途半端に出てきているだけで、好転反応ではない可能性もあります。

R

他の人へということで、母に2回行ってみました。まず、説明に困ってしまいました。ただ手を当てているだけで、何をしているのか疑問に思っているようでした。「気を送ってみるね。」と言ってみましたが、全くレイキのことを知らない人にうまく一言、二言で説明できる言葉があれば教えてほしいです。

C

すでに、色々試していただいて、素晴らしいですね！　そうやって自分で問題意識が出来たほうが、あとでスッと入っていきやすいです。「人への説明の仕方」というのは大事ですので、もうすぐ詳しくお伝えしていきます。

R

掘りごたつに座ったまま、母の腰に手を当てましたが、自分の時と違って力を抜くことが難しかったです。10分位当てていましたが、指のピリピリ感も自分の時より感じませんでした。母は暖かかったと言っていましたが、自信がありません。
次の日は首がこるというので、またこたつに座って行いました。首なので、手を置いたまま力を抜くことが腰よりは出来たかなと思います。腰の時より手が熱くなってきました。10分過ぎたころから、首が汗ばんできていました。今のところ、他の人に行うのは15分が限度です。力が抜けていないのか腕が疲れてしまいます。誰かが支えてくれているとイメージしても、まだだめですね。

C

コタツで、気軽にやってあげられて、とっても正解です。相手にやる場合は、自分の体勢をいかに楽に出来るか、というのが上手くいくポイントになります。この辺は、どうしても最初は試行錯誤が必要です。でも、首のほうは上手くレイキが送れている感じですね(^_^)/

R

貴船~鞍馬寺へ行ってきました。鞍馬寺の奥の院など、いろんな場所で合掌しました。合掌し、五戒を唱え、周りの音に耳を傾けるようしました。しばらくすると足の裏に大地?から何かが噴出しているような感覚があり、手足ともにぴりぴりし始め、だんだんと手が暖かくなるのを感じました。

C

とても貴重な体験をされましたね。そういう、特別な場所で発霊法を行うと、普段とは違った体験が出来ると思います。体にも沢山の気が流れて、浄化できたのではないでしょうか。

R

朝は起床してすぐリビングでヨガをした後に、晩はお風呂の中で。浄心呼吸→合掌→五戒を唱える→発

C

霊法→自己ヒーリングの順で行なうようにしています。
ある朝：いつもより時間をかけてヨガを行ない瞑想した後、合掌。指や手、足のじんじんした感じから始まって、手が温かくなり、手と手の間がモワ～っとした感じになりました。少しだけ風のようなものを感じることができました。その手を胸や腰に当てるとじわ～っと温かくなった気がします。
ある晩：湯船につかった状態で、だらんとした姿勢になり、少し呼吸をととのえた後合掌。合掌だけよりも五戒を唱えた後の方が、手や足のぴりぴり感が増すような気がしました。また、顔がむずむずとかゆくなります。そして最後には眠くなってきます。
ある昼：Deuterの[Reiki：Hands of Light]を聴きながら。最近では、手や足がぴりぴりし始めてしばらくすると、眠くなってきてうとうとしてしまいます。エンヤの[ウォーターマーク]を初めて聴いたときには、発霊法をするつもりではありませんでしたが、合掌する前から手足がぴりぴりし始めたので、そのまま合掌し、しばらくそのまま過ごしました。

かなり、日常的に練習して頂いていて、素晴らしいですね。そろそろ、実践の中心を発霊法ではなくて、人に当てるほうへシフトさせていくのがよろしいかと思います。

Q

毎日発霊法を行なっていますが、日によって時間帯によって感じ方が違います。ほとんど感じられない日もあります。集中できるときや雑念がたくさんうかんでしまうときなど。

A

今の段階では、調子の良いとき、悪いとき、散漫になるとき、集中できるとき、雑念が多いとき、少ないときと、ムラが出るのが全く普通です。それは、とにかく「気にしない」でいて下さい。それが一番良い対処法です。気にしないように(^_^)今後、レイキを使っていくと、少しずつ安定していきます。

Q

入浴時の発霊法はリラックスできた状態で行なえていると思いますが、ぴりぴりとした感覚や温かくなってくる感覚が、レイキなのか、冷えた手や足が温かい湯船にはいってぴりぴりしたり温まっているのかよくわかりません。あまり気にしない方がよいのでしょうか?

A

今の段階では、いろいろな感覚が何から来ているのか、分かりにくい場合があります。ですから、気にしないでよいです。分からなく進んでも、全く何も支障ないです。分からなくても、体の感覚に耳を傾けるのは、とても良い自己傾聴になりますから、観察は続けて下さい。

Q

音楽ですぐに眠くなってしまいます。眠くなったときはどうすればよいでしょうか? また、発霊法をするときには、心地よすぎたり慣れてきた音楽よりも、少し新しい音楽を流した方がよいのでしょうか?

A

眠くなったそのままでいいですよ。止めてもいいし、目を覚まして続けてもいいし。音楽も、ご自分が良いと思うもので大丈夫です。

R

発霊法をやり続けて、やっと、合掌したときに、手のひらで、暖かさとピリピリ感を感じるようになって来ました。今、自分が喉が痛いので、手を喉に当ててみました。当てている間は、暖かい感じがしました。当てている間は、痛いのが少し薄れるのですが、また1日たつと、痛くなって来てしまいます。

C

発霊法の効果が出てきましたね！ 良かったです。まだ、レイキの量としては十分でないかもしれませんから、効果としては当てている間に痛みが和らぐ位かも知れません。今の段階では、それでも素晴らしいと思います。そのまま、発霊法と手を当てる練習を続けていって下さい。そうすると、レイキの量も増えていきます(^_^)

Q

当て終わって、やめるときの何か方法があるのでしょうか？ 終わったら、そのままやめているのですが、いいのでしょうか？

A

手を離せばそれで終わりです(^^) それで良いです！ 終わるとき、心の中で「受けてくれて、どうもありがとうございました」と感謝出来ればベストです。

レイキはリラックスしていればある量は出ていますし、すでにお話ししたように、レイキは出すものではなく、吸われるものなので、（1）リラックスして手を当てる、（2）当てた場所がレイキを必要としていれば吸ってくれる、（3）手を離せば終わり、ただそれだけです。手を当てればＯＮ、手を離せばＯＦＦ、そんな簡単なものです。

Q

手を離して終わったら、レイキはそれで終了で、また続けて違うところをやりたいときは、また、発霊法からやり直しですか？

A

誤解させてしまったかも知れませんが、発霊法は、手を当ててレイキを使う事とは全く独立です。発霊法は、一人の時に一人で練習をする練習法です。人に手を当てるとき、あるいは自分に手を当てるときは、一切の準備というものは必要ありません。ですから、一箇所で手を当てて終わったら、手を移動してそのまま別の箇所にレイキをしていけば良いです。

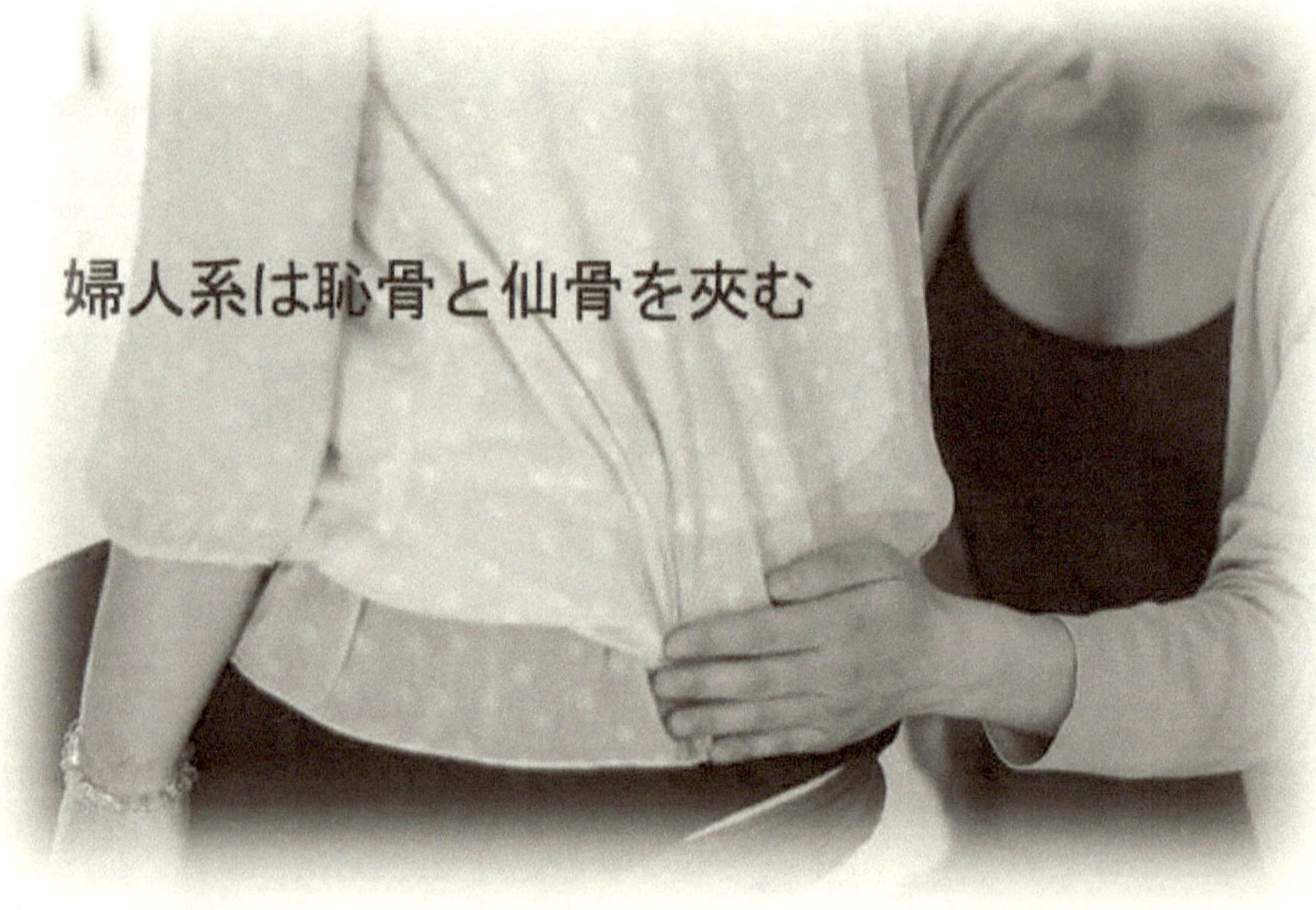

婦人系は恥骨と仙骨を夾む

レッスン6　《人に当ててみよう》

それでは、そろそろ他人に手を当てる段階へ入りましょう！

でも、最初は、ウンチクから(笑)

……どうして他人が大事？

レイキは、自己ヒーリングよりも、他人に使うことで2倍3倍、いや10倍の良いことがあります。他人に使った方が自己ヒーリングするよりも格段に自分自身にメリットがあるのですね。他人に使うことが、自分に大きなプラスになるのです。自己ヒーリングしかしないと、レイキの広大な世界のほんの入り口に立ったままで、中に進むことが出来なくなります。それは何故か？　まずは、今回はそのウンチクから説明していきましょう。

レイキは、他人に使うのが良い
それが自分のためになる！

レイキは自分の手から出ていくときに、自分の体を通って流れていきます。レイキを沢山使って、手から沢山レイキが出ると、それだけ自分の体にもレイキが通り、自分の体の気の流れが良くなるのです。つまりレイキでは、

使う
↓
自分の気の流れがアップ
↓
もっとレイキが出やすくなる

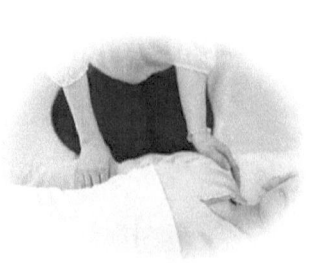

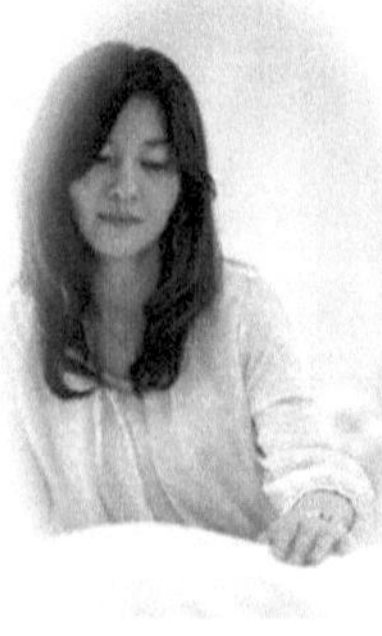

手を当てると
治癒力が働き出す

←さらに使う
←さらに自分の気の流れがアップ
←もっともっとレイキが出やすくなる

発霊法や、他の方法で気の流れを刺激するのも良いのですが、レイキでは、使えば使うほど、レイキが出やすくなるのです。それは自分にでもそうですが、特に次のように体調が悪い他人に使うのが一番良いのです。

……具合の悪い人ほど沢山流れる

以前に説明しましたが、覚えていますか？

レイキは出すものではなく
吸われるもの！

何でもないところに手を当てても、それほど流れません。しかし、レイキを必要としている悪い部分に手を当てると、沢山流れます。送っている人はこれは一切制御しません。ですから、レイキは出すものではなくて、吸われるものです。つまり、

悪ければ悪いほど、沢山レイキが吸われる

送る人の立場でいえば、

悪い箇所に当てるほど、自分にも沢山流れる

自己ヒーリングも、もちろん悪くはないのです、どんどん使っていけば良い。でも、自分の体の悪さに限界があります(笑)。多少の体調不良は大丈夫ですが、自分がうんと具合が悪いと出るレイキはどうしても減ってしまいます。逆に、自分の体調が良ければ、自己ヒーリングしても、それほど沢山レイキは流れません。つまり自分に使っていくよりも、**具合の悪い他人をレイキすることが、自分に一番レイキが流れる**のです。

自分がメチャメチャ具合悪い ↓ 余り流れない	自分が少し具合悪い ↓ まあまあ流れる
少し具合の悪い他人へ送る ↓ 必要な分流れる	うんと具合の悪い他人へ送る ↓ ジャンジャン流れる！

これは素晴らしいことだと思いませんか？

病気の人、具合の悪い人が、自分にとって大変プラスになるのです。一般的には、病気というと、何から何まで悪いように捉えがちですが、レイキを使う人にとっては、病人は大変にありがたい存在になり得るのです。

……感想がもらえる

レイキは自分の意志で出しているものではないので、特に初心者の場合は「自分から出ているのかどうか？」が、なかなかわかりにくいです。しかし、実際に体験してみると理解できるのですが、レイキは他人からやってもらう方が、体感がハッキリしているのです。

送る側が「うーん、これで出てるの？？？」と自問自答していても、それを受けている人は「オー、暖かい」「うーん、気持ちいい」って感じることが多いのですね。特に、悪い部分に当てられると、受け手の体感はよりハッキリしたものになります。

気の感覚は、他人からやってもらった方がわかりやすい

つまり他人は、気の出ていることのバロメータとして利用できるのです。自分で良くわからなくても、他人にやってあげると、思いの外、良い反応や感想をもらえます。自分のレイキを確認したり、自信をつけたりするのに、他人を大いに活用すると良いのです。他人から良い反応をもらうコツは、悪い箇所に手を当てるということですが、これはあとでを説明していきます。

……喜んでもらえる

皆さんは、他人に何かをしてあげて、喜んでもらえたという体験はありますか？　実はこれが、自分にとっては非常にプラスになる体験なのです。自信がアップし、自分の存在感もアップします。この二つは、私達が生きていく上で、大きな活力になります。自己ヒーリングだけしていても、そういう活力は得られません。他人にレイキをすることは、相手に喜んでもらえて、そして自分の生きる力にもなるのです。

毎回毎回、そううまくいくとは限らないかもしれません。三回レイキして、一回ぐらいしか喜んでもらえないかもしれません。しかし、その一回の体験は、大きな大きな活力になります。レイキはそれが出来る、大変にお手軽で確実な方法なのです。

……スキンシップになる

レイキを使い始めたら、家族関係も穏やかになったという報告をよく受けます。これは気とは直接関係ないのですが、他人に手を当てる、他人から手を当てられる、というのはお互いの精神面にとてもプラスになるものです。

あまり親近感を感じていない相手でも、手を当ててレイキをしていると、自然に心が打ち解けてくるものです。

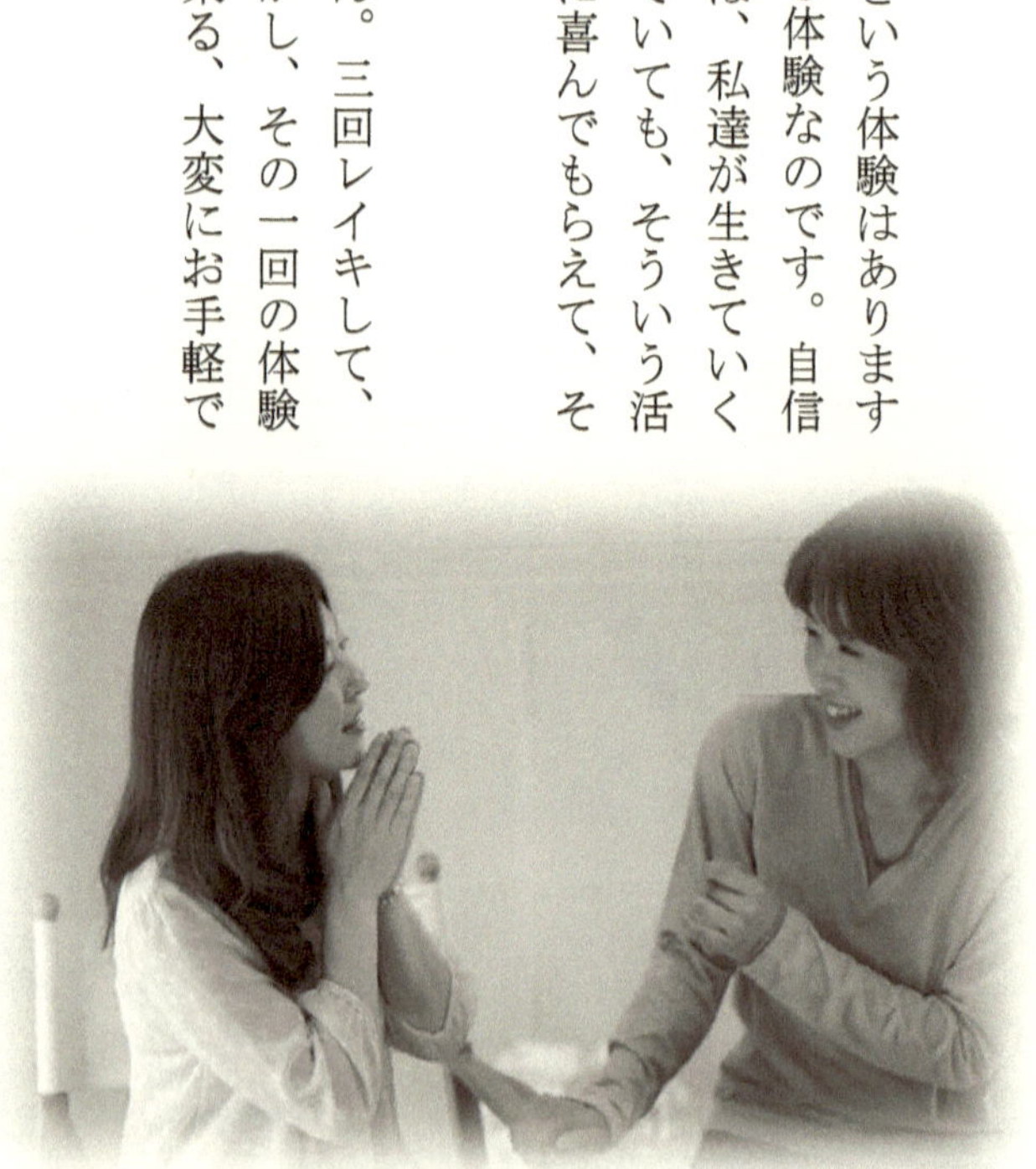

家族同士で、多少関係がギクシャクしていても、手を当てていると、それが溶けてくる場合もあります。お互いに言葉では多少のわだかまりのあった相手でも、手を当てることでお互いに少し穏やかな気持ちになれて、人間関係が良くなることもあります。

また、介護のように、言葉では上手く通じなかったり、ギクシャクしてしまっている場合でも、手を当てて、言葉ではないコミュニケーションが出来ると、関係が改善する場合も多くあります。

……他人の存在

以上お伝えしたように、他人にレイキを使うことは、多くのメリットがあるのです。それは自分に対してのメリットです。自己ヒーリングしかしないと、こういったことが一切分かりません！　ですから、私は生徒さんに、多少嫌がられても、うっとうしく感じられても、

「**とにかく他人にレイキを使いなさい！**」とお伝えしています。

他人にレイキをすると分かるもう一つのこと、それは他人のありがたさです。普段生活していて、単にうっとうしいと感じていた自分のパートナーが、意外に愛おしく感じられたり、いてくれてありがたいと感じたり、感謝の念も生まれてきます。

このように、レイキを他人に使うということは、単に相手の悪い部分を良くしようということを遙かに超えて、様々なポジティブなことが起こり得るのです。ですから、多少の努力は惜しまずに、他人にレイキを試みて下さ

い。そうすると、私がここに書いたことが、徐々にでも体験していただけます。

ウンチクはこれぐらいにして、次回から具体的な他人へのレイキをお教えしていきます。

R	C
少しずつですが、毎日練習できています。お風呂の中で、手が濡れている時はできるのかなと思ったのですが、大丈夫でした。ビックリしたのは、初詣で久しぶりにちゃんと手を真ん中まで合わせた時、すぐビリビリした感覚を感じ、寒いのに手だけとても温かくなったことでした。 椅子に座って10分くらい発霊法をしていると手から肩くらいまでと、なぜか足の方がビリビリしてきます。まだ他の人には試していませんが、今度、職場でと思っています。普段よほど緊張したり考えてばかりいるせいか、レイキの練習をするときは、自分が癒される感じです。	神社でもレイキが出ていたようですね！足のほうがビリビリするのは、全身にレイキが流れて、足から出て行っているためです。レイキは自分も癒されるのが嬉しい特徴ですね。後半、今度は他人に使って行ってみて下さい(^^)

レッスン7　《他人にレイキを始めるコツ》

どのようにしたら、他人にレイキを受けてもらいやすいか、いろいろなコツをお伝えします。

今回は、他人への声のかけ方 最初の手の当て方をお伝えします。この間も、**気の流れの刺激　発霊法　自己ヒーリング　他人へのレイキ**

これらを続けていって下さい。やればやるほど、気の流れは良くなりますからね。やりすぎということは一切ありません。

……言葉の使い方

残念ながら「レイキ」という言葉は、必ずしも良い印象があるわけではないです(T_T)「レイキやらせて！」って言っても、「え〜、なに、それ！？！」って引かれてしまう場合もあるでしょう(>o<) ここでは、受け入れてもらいやすい方法をご紹介します。ポイントは、

理屈ではなく、なるべく早めに体感として感覚的に理解してもらう

つまり、何か簡単な理由を作って、出来るだけ早い段階で手を当てさせてもらうのがコツです。

気功みたいなもの

気功とレイキは違うのですが、気功のほうが怪しく思われないので、

『気功みたいなの習ったから、練習させて！』
『肩こりとか腰痛とかイイみたいだから』
『暖かくて手気持ちいいんだよ！』

こんな感じでアプローチすれば、手を当てさせてもらえると思います。

ヒーリング

「ヒーリング」という言葉も、最近はかなり認知されていますから、

『ヒーリングって受けたことある？』
『気持ちが楽になるみたいだよ』
『心地よくなるヒーリングだよ～』
『ちょっとね、癒されてみない(｡o｡)』

という感じで、話してみてるのも良いと思います。

冗談みたいに

『私の家に伝わっている陰陽道だよ(笑)！』
『お祖母ちゃんから習ったおまじないだよ！』
『私には不思議なパワーがあるんだ！』

私って治せるんだ

肩こりや不調で困っている友人に

『私って、こういうの治せるんだ！ ちょっといい？』

と言って、手を当ててしまいましょう。友達だったら、これは使いやすいですよ。

気のセラピー

「友達にやってもらって良かったから、入門を習ってるんだ。自然の気を使ったセラピーなんだよ。肩こりとか、腰痛とかに効果があるし、受けていて癒されるんだ。練習相手を探しているから、ちょっとやらせてくれない？」

家族が悪いので習った

「家族がちょっと調子悪くって、自分で出来ることがないか調べてたら、『自然な気功』みたいのがあって、ちょっと習ってるんだ。練習相手が必要だから、ちょっと受けてみてくれる？」

最初から手を当てちゃう

相手がわりと親しい場合は「**ねぇ、ちょっといい？**」って、いきなり手を当ててしまいましょう。女性同士、女性→男性、家族→家族、恋人同士、そういうケースは、これが案外上手くいきます。当てるポイントは次で説明していきますが、いいところに当てて「へぇ～、何これ！？」って感じもらえれば成功です。あとは、手を当てながら、上記のような説明をしていけば良いでしょう。

自分で怪しくしない（笑）

自分の中で、「怪しまれないかなぁ～」という不安が強いと、自然に怪しいオーラになります（笑）。気持ちを切り替えて、開き直ってしまったほうが、健康的なオーラになって、受ける人も不審がらずに受けてくれます。「これって、世界中で使われている人気のセラピーなんだよ～」と言って、あっけらかんとやってあげましょう。

本やパンフレットを使う

人は、情報や説明が印刷されていたり、本になっていたりすると信用しやすいものです。特に家族の場合は「うちの娘が言うことだから、信用できない」「妻の言うことだから、あやしい」って感じる場合もかなりあります。このような時に、レイキの本やパンフレットを見せてあげると、「へぇー、こういうのあるんだ・・・」って信用してもらいやすくなります。

……… ファーストコンタクトの箇所

初体験で受けてもらうのに、一番最初はどこに手を当てたら良いのでしょうか。これは、やたらめったらではなくて、コツがあります。

頭は後回しにする

自分の知らない何かが、いきなり顔近くに来るのは抵抗が大きいので、**腰、背中、肩**からスタートすると良いでしょう。頭は受けている人が、不安感がなくなった段階で、手を当ててあげると良いでしょう。

感じやすい箇所

すでに書いたように、レイキを受けるのが初めての人に対しては、頭は最初に当てない方が良いです。ポイントは「コッているところ」「悪いところ」に手を当てると、受け手に感じてもらいやすいです。一般的にコリが多い

部分は

● 肩
● 首の付け根
● 左右の肩甲骨の間
● 腰（中央）
● 腰（左右）

この辺から手を当て始めると、受け手の人に感じてもらいやすいです。

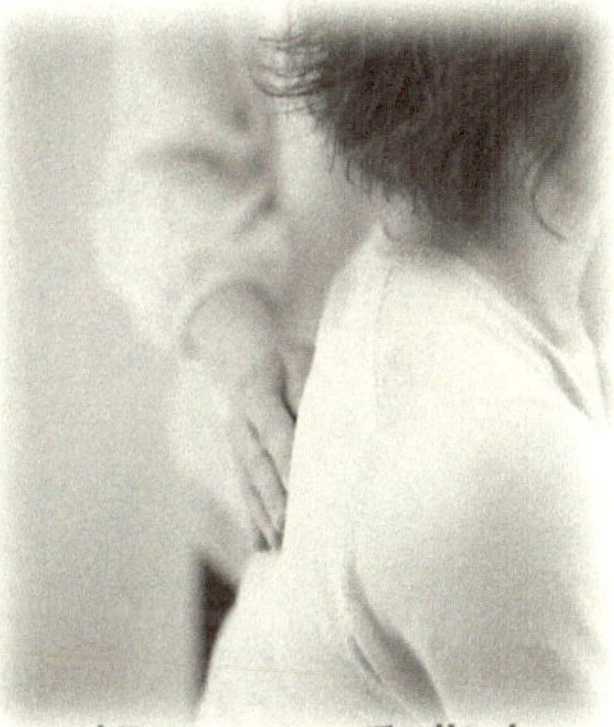

凝っている背中

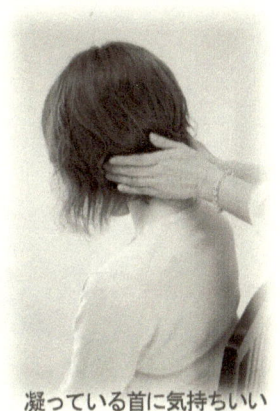

凝っている首に気持ちいい

悪い箇所

ハッキリとした症状があったり、悪い部分、不調箇所が分かっているときは、そこに手を当ててあげると、受け手の人は感じやすいです。

精神的なもの

メンタルな問題や、緊張を解くためには、頭や胸に手を当てます。ただし、これも他の箇所で、少しレイキの感覚に慣れてもらったあとにしたほうが良いです。

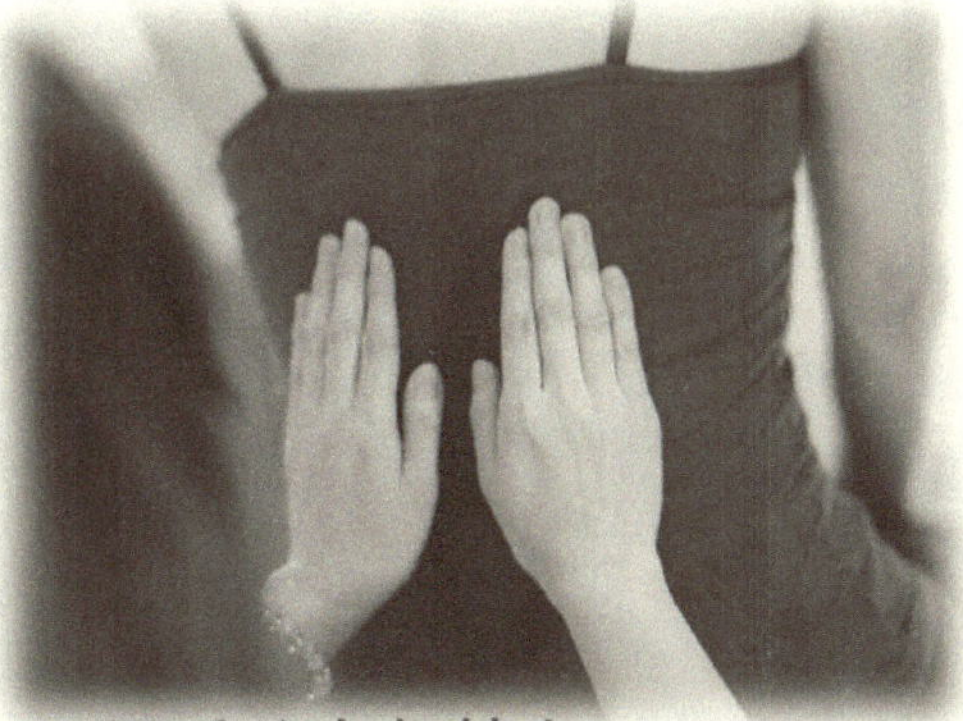

腰近くも気持ちいい

……楽な姿勢や体勢で

手を当てる時の体勢・姿勢について、お話ししていきます。レイキには、受け手はこうしていなければならないとか、送る人はこういう姿勢でやってはいけない、というのは一切ありません。**お互いに楽な姿勢、**それが一番です。

イス、ソファー、座椅子

取りあえず「お試し」で受けてもらうときは、イスやソファーが最適です。床に座っている場合も座椅子を使うとやりやすいですね。ファミレス、カフェ、公園でも出来ます。

【横並び】　横並びになり、相手と同じ方向を向いて、片手を横に出して、背中や腰に手を当てられます。この横並びは、受け手がテレビを見てたり、読書してても、話をしていても大丈夫です。この体勢は、レイキの送り手も片手を

メンタル面は頭に使う

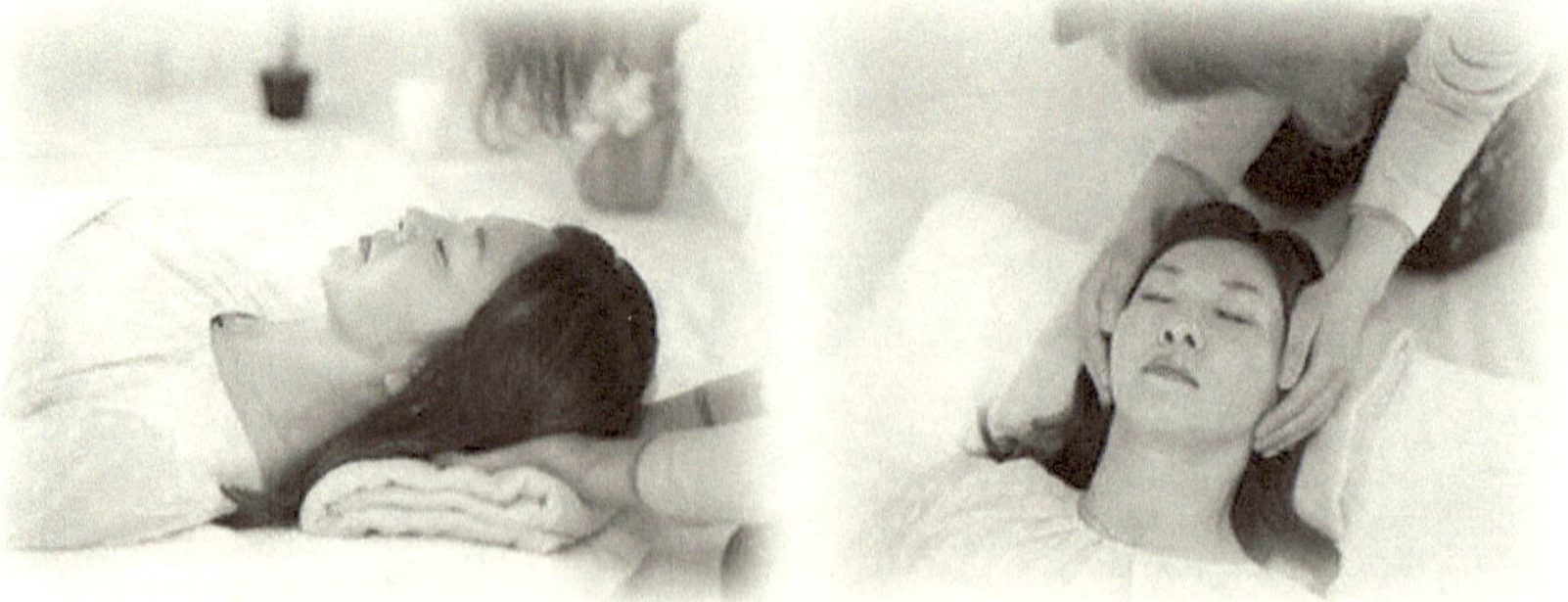

横に出すだけなのでとても楽ちんです。

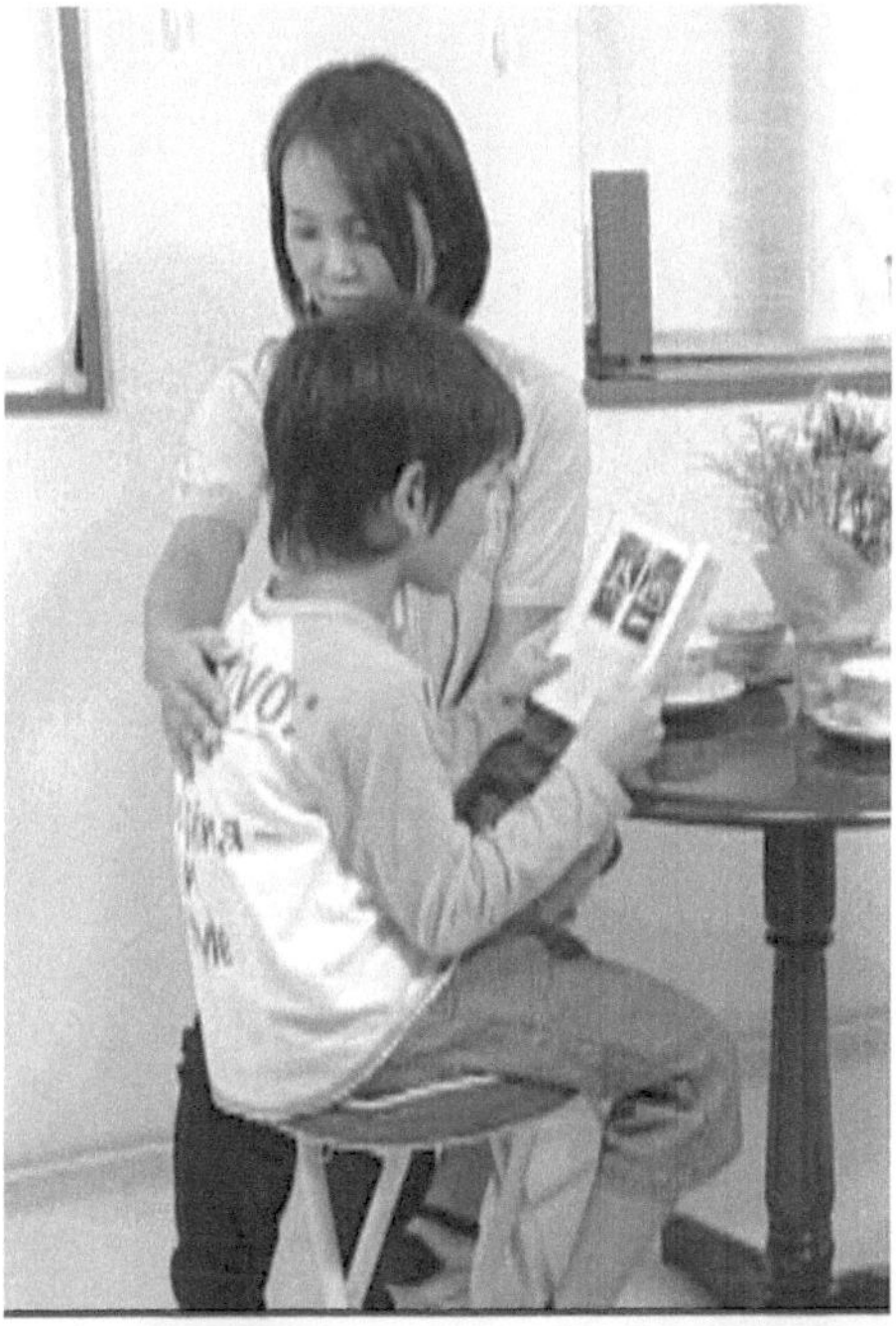

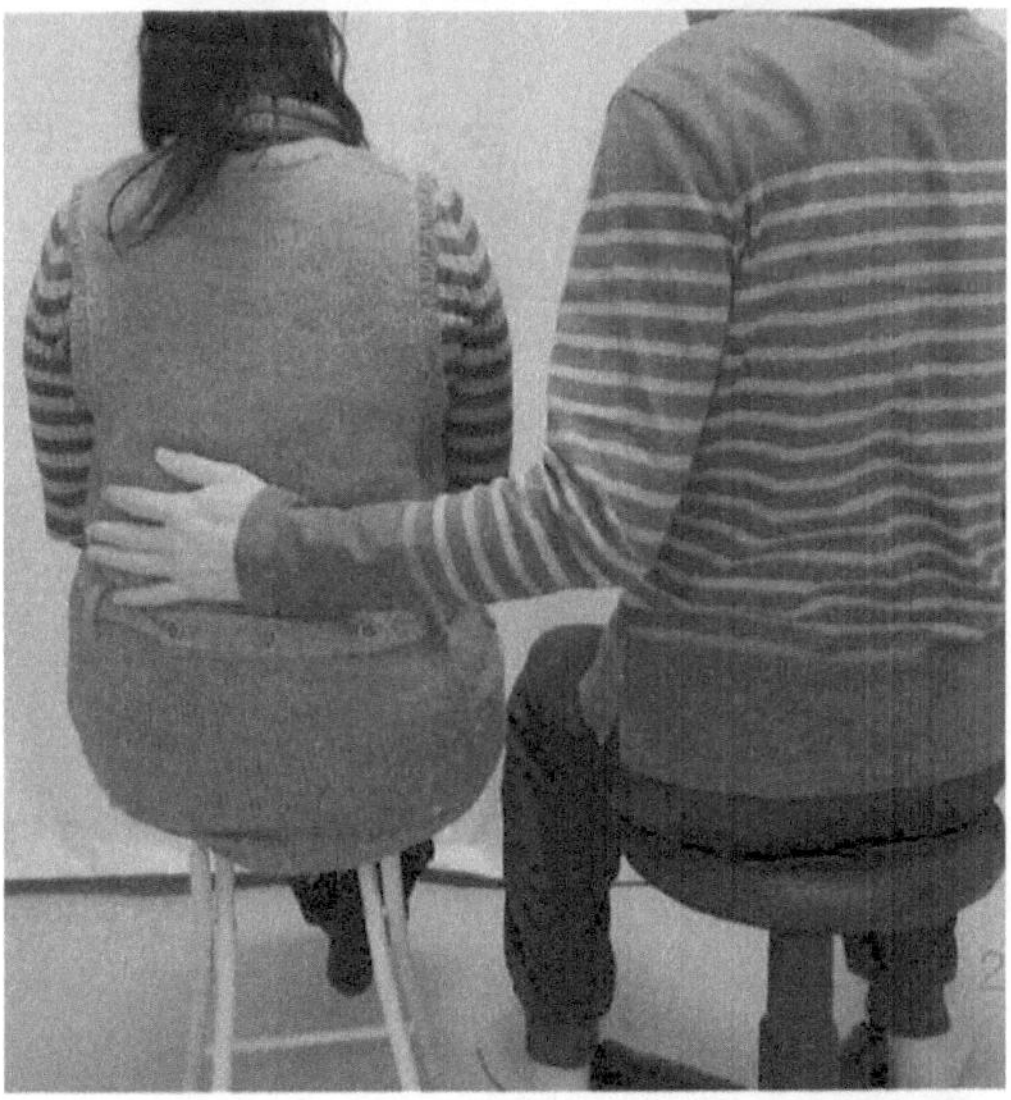

【真後ろから】 当てる箇所によっては、相手の真後ろでも良いですね。背がある椅子では、90度回転させて使うと、背中や腰がやりやすいですね。

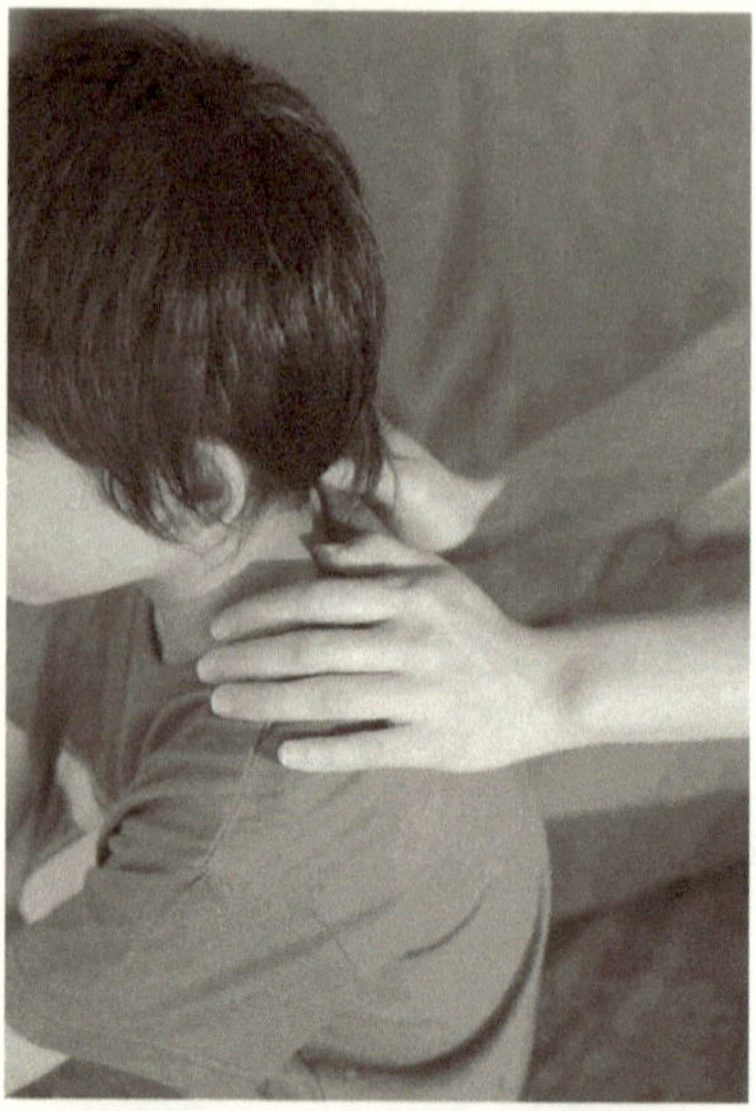

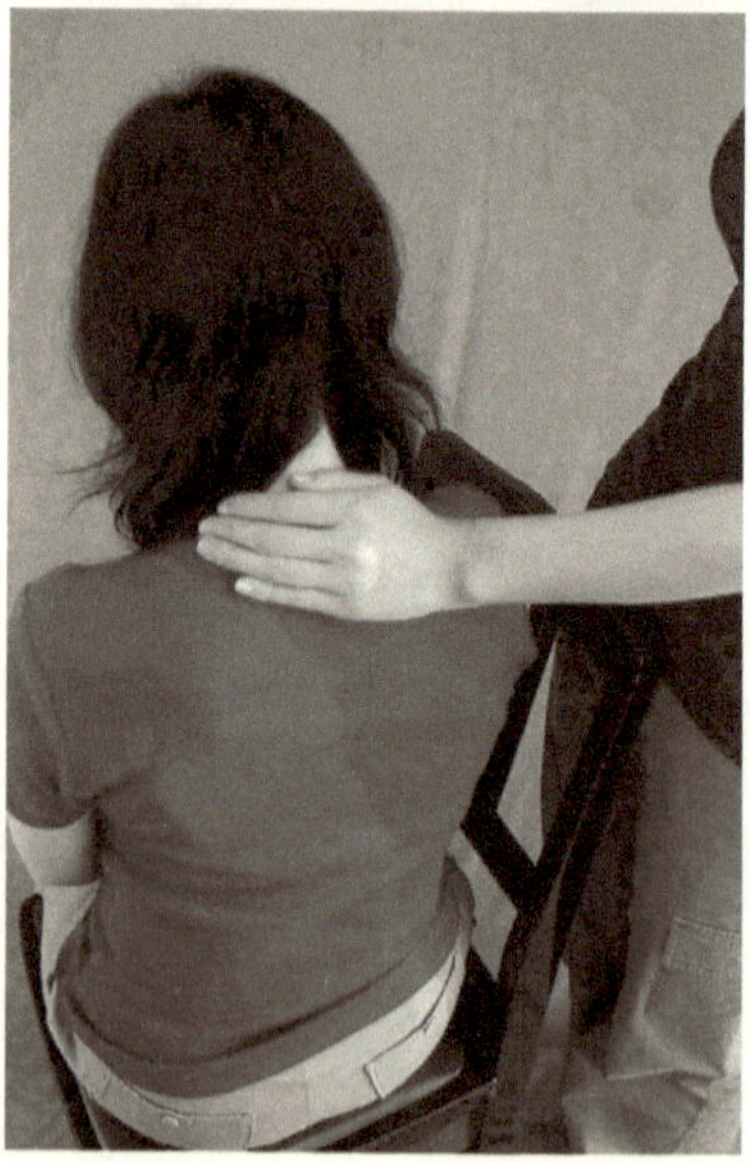

寝てもらって

【添い寝】 就寝前にレイキをしてあげたい場合もあります。お子さんや、ご夫婦やカップルだったら、添い寝をしながら、手を当ててもよいですね。

【うつ伏せ、仰向け、横寝】 受け手の人が、しっかりレイキを受けたいと希望しているときは、相手に、仰向け、うつ伏せ、横寝などになってもらっていいです。

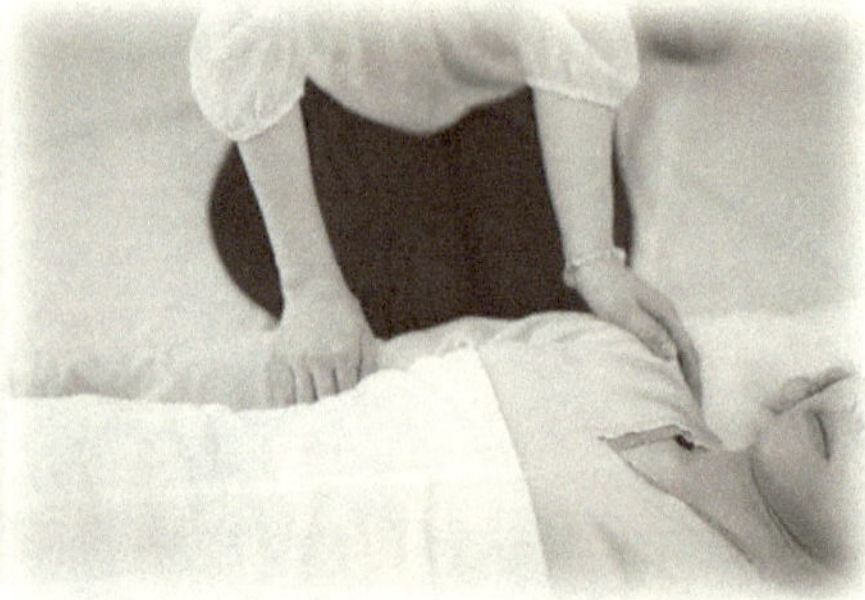

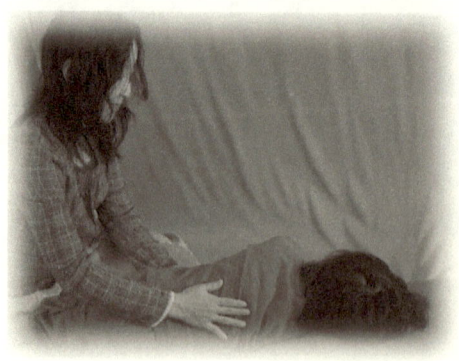

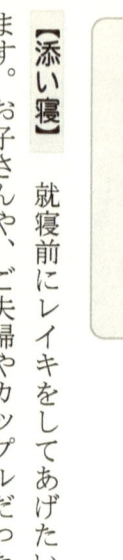

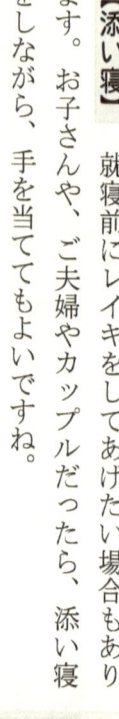

何も制約はない

レイキでは、受ける人はこういう姿勢でないといけないとか、送り手はこのような体勢でないといけないとか、一切の制約はありません。

●第一に大事なのは
受け手にリラックスしてもらえる体勢
●第二に大事なのは
自分の体勢・姿勢に無理がないこと

この限りで、臨機応変に！自由に！色々工夫して下さい。座布団、クッション、タオルなど使って、自分の腕や手の支えを作っても良いです。

自分の姿勢

レイキ初心者にとって難しいのが、自分の体勢をいかに楽に保つかということです。本書では、可能なすべての体勢・姿勢を詳しく説明することが出来ませんので、皆さんが自由に試行錯誤していただくことが必要です。色々、トライしてみ

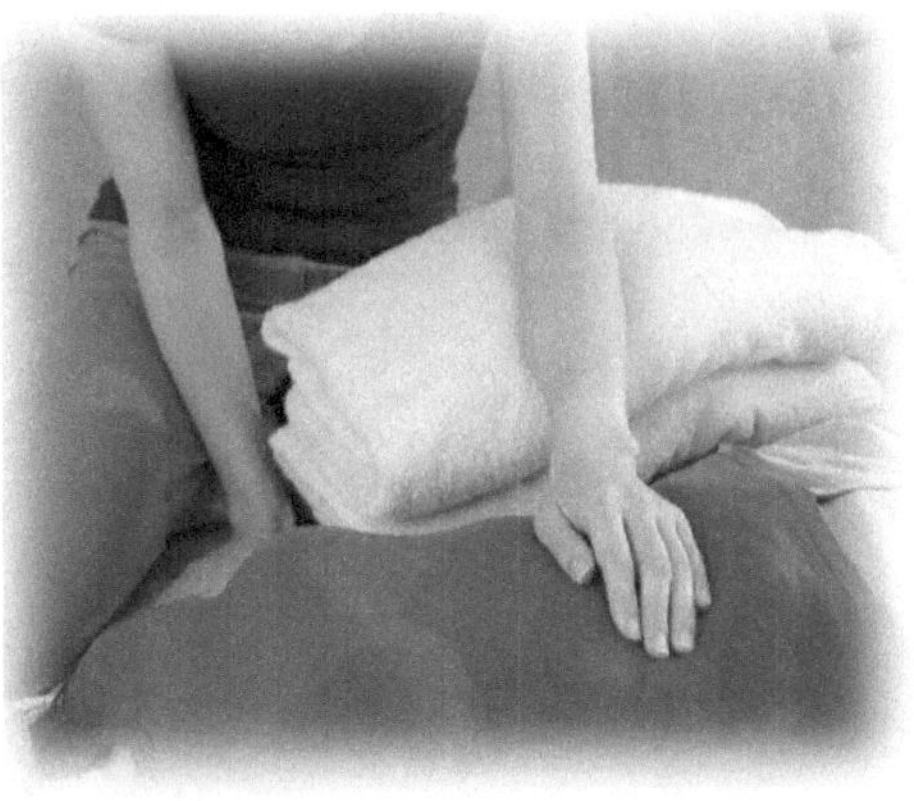

て下さい。同じ一箇所に手を当てていても、適時自分の体勢は変えていって構いません。疲れたら体勢を変えるように。

………当てている時間

どのぐらいの時間、一カ所に手を当てていればよいのか？　これがレイキでは分かりにくいです。マッサージなどの場合は、一連の手続き・手技が終われば終わり、みたいな感じですから、分かりやすいですが、レイキはただ手を当てているだけ。しかも、出るレイキの量は人によって違いますから、本当は時間も送り手によって違います。ここでは非常にアバウトな目安をお伝えします。

◎非常に軽い一過性のもの	5～10分
◎軽いコリ、不調	15～30分
◎慢性的な問題、病気	20～30分以上を毎日

ちょっとコっているぐらいでも、5分位では単に「暖かい」「気持ちよい」という感想をもらえるだけで、実際にコリがとれるところまで行かないケースが多くなります。しかし、10分、15分と手を当てていると「あ～、楽になった」「お～、軽くなった」「あっ、動くようになった」とハッキリした効果が出て来ます。

世の中で、レイキの効果がわかりにくいと思っている人の大部分は当てている時間が短すぎるのが、その原因です。

具体的な効果がほしいという場合は、とにかく十分な時間手を当てる、それが最大のポイントです。だから、これまで「リラックスしなさい」「頑張らないようにしなさい」「姿勢・体勢も出来るだけ楽になるようにしなさい」「発霊法を練習しなさい」と言ってきたのは、長い時間手を当てていられるようにというためもあるのです(^_^)

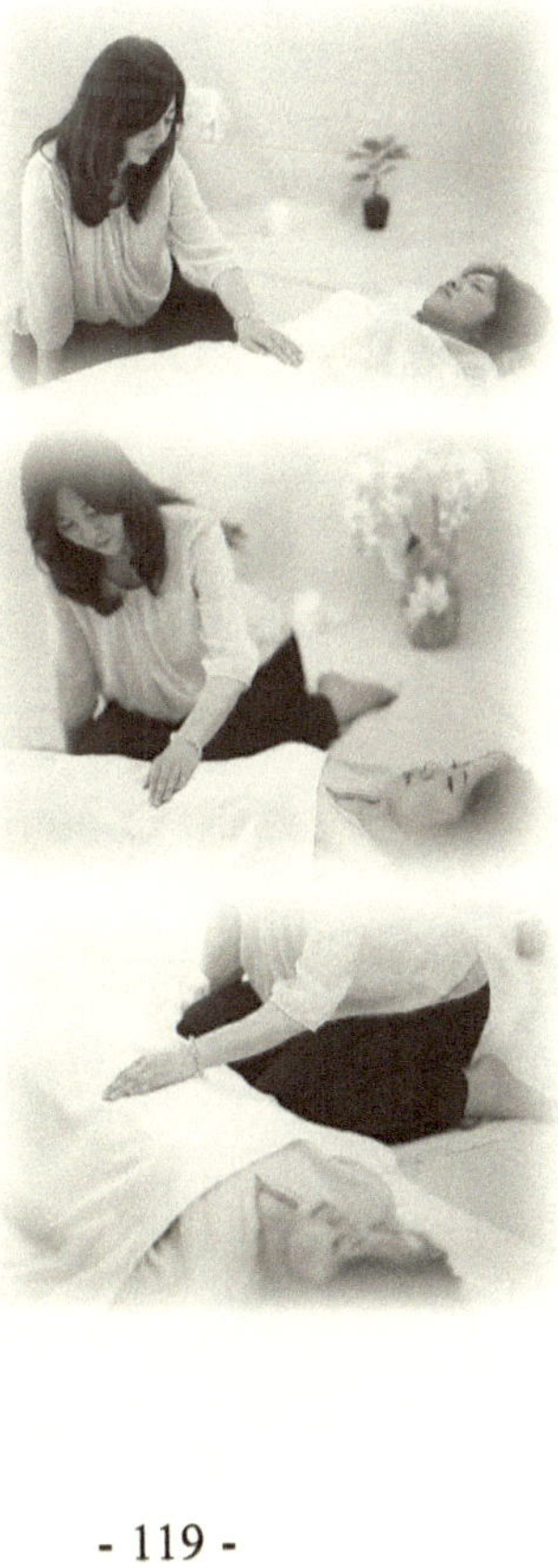

病気の場合は毎日必要

現代人の感覚だと5分でもジッととしているのが大変かもしれませんが、これは単に慣れの問題です。これまでお伝えしてきた、ボーッとしている、頑張らないというのが出来ていれば、10分、15分はあっという間に経ってしまいます。慣れれば、20分、30分でも平気になってきます。そして、そこまで出来るようになると、**人生が変わります！**　感謝の念が生まれたり、モノの見方、自分の五感も変わっていきます。ホントですよ！

最初は大変と感じても、気にしなくなると、簡単に長く手を当てられるようになります。「やろう」としないで、「身をゆだねる」「時の流れに身を任せる」のです。

……再度、頑張らないように

さて、しつこいですが、他人に手を当てている時でも、これまでしつこくお伝えしたレイキの基本は変わりません。つまり、「レイキ七ヶ条」を徹底して下さい。

レイキ七ヶ条

送ろうとしない
出そうとしない
治そうとしない
何もイメージしない
力まない
頑張らない
雑念は気にしない

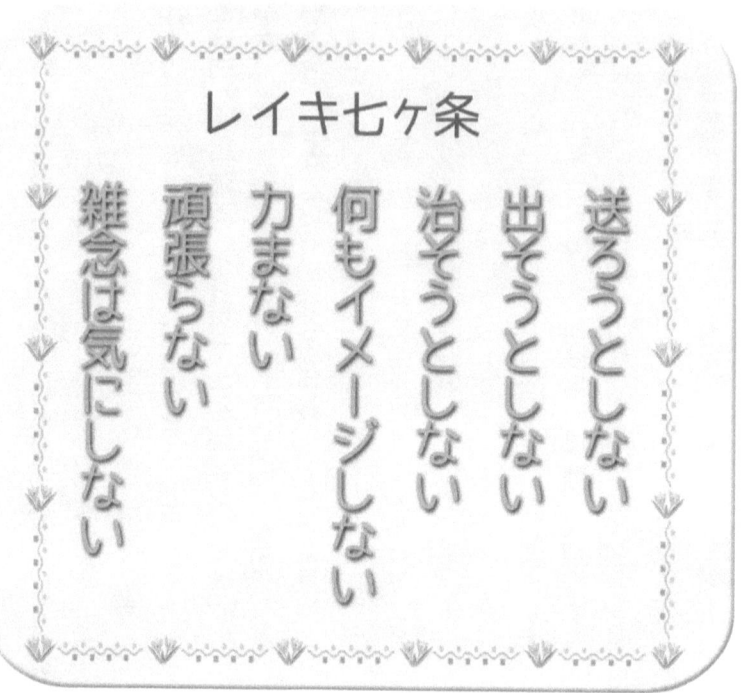

Q

もしかしたら、手と手を近づけることで、ただ単に体温を感じているだけかもしれない、と疑うこともありますが、どうなのでしょうか？

A

ご自分の両手を近づけていって、感じるのは二つあります。一つはおっしゃるように体温を感じる部分があり、そしてもう一つは反対の手から出ているレイキを感じます。両方です。
しかし、これは次の質問と関係していますが、手の甲からはそれほどレイキが出ていないので、手の平同士を近づけた場合と、片手の手の甲をもう片方の手の平へ近づけた場合では、違ってきます。実験してみて下さい。

Q

患部に直接手の届かない場合は、その近くに手を当てるだけでもよく、掌ではなく、手の甲でもいいと読んだことがありますが、そのぶん時間を長くする必要があるでしょうか。

A

手の甲からは全く出ていないわけではないですが、レイキは非常に弱いです。ですから、手の甲の側を当ててみても、実用的な結果は得られません、時間を長くしても難しいでしょう。自己ヒーリングで実験してみて下さい。
またレイキは、その悪い箇所にピンポイントで手を当てるのが、圧倒的に効果が出ます。体のどの部分に手を当てるのかが、実は決定的な違いを生み出します。ただ、本当にもの凄く近くでしたら、当てないよりは当てたほうが良いです。手の届きにくい箇所への対応は第12章でお伝えしていきましょう。

R	C
自分のペースで少しずつ練習してます。旅先で時間のある時にやってみました。まだピリピリはほんのわずかなのですが、それよりも心が落ち着いてリラックス出来てきてることが嬉しいです。これからも少しづつがんばります。	発霊法のメリットとして、メンタル面にも作用することがありますので、そのように心が落ち着いてリラックスできれば、素晴らしいですね。そのような心地良さが、上手にレイキを使っていくことへつながります。

R	C
年末から慌しさを引きずっていて、座って集中できる時間をようやく今日持てました。これまでのメールを読まずにためているので、ペースが遅れています。このままだと流されていきそうで、一度気持ちをリセットするためにも、なんの報告できることもありませんが、メールさせていただきました。立て直してまた挑戦していきたいと思っています。	実は、こういうご報告を待っていました。順調ではない方が、必ずいらっしゃると思っています。こう

して様子を聞かせて頂けると、他の同様な方に良い刺激になります。忙しいとなかなか取り組みにくいと思いますが、この機会に是非追いかけてみて下さい。一気に読んで、一気に練習するのも十分可能だと思います。

R

この講習で教わった発霊法と、ボーッとして身をゆだねているからこそできるのがレイキだという教えに救われました！ 少しずつですが練習の量が増えてきて、日常気軽に自分やパートナーに手を当てるのが楽しくなってきました。レイキが楽しいと感じるのは初めてです。このレイキ法を教えて下さって、ありがとうございます。

C

本来のレイキのやり方がわかって頂けて、良かったです。通信講座を受けて頂いた甲斐がありましたね(^o^) レイキというのは、そのように自分にプラスになるものです。

R

合掌しながら五戒を唱えると手が暖かくなり、その熱感がだんだんと体全体に広がって、汗をかき始めるほど暑くなりました。とても気持ちがよくて楽しい体験でした。ただ、次の日にやってみて、何かしっかりとした感覚が得られないと少し残念に思ったりしました。結果を追ったりレイキを送ろうなどという意思を完全に捨てるには、まだ少し時間がかかると思います。

C

最初の頃は、そのようにどうしてもある部分で意気込みが出てしまうのは自然なことなので、余り気にしないでやっていけば良いです。大事なのは、自分の感覚を得ることではなくて、何もわからなくてもいいので、とにかく使う事です。

R

発霊法は少しずつ慣れてきました。合掌すると手がジンジンしたり、厚ぼったく感じることが多いです。浄心呼吸法から合掌に移ったときに五戒を唱えるのがシックリいくようで、習慣になりました。発霊法の特に最初の数分間は、呼吸が不自然になることがあります。そんな時は、閉じていた目を少し開けて壁や空間をぼんやり（ボーッと）眺めながらしばらくやっていると、呼吸から気持ちがそれていってやり易い感じがします。

C

良い感じで出来ていると思います。呼吸を意識したときも、上手くご自分で回避できていて、かなり身についてきましたね。

R

パートナーは、膝に問題のある人なので、両手で挟みながら片膝ずつレイキすると熱感や、内深部で何か圧力のようなものを感じるとよく言います。初めは私の手で圧迫されていてそう感じるのではないかと思ったのですが、両手を少し浮かしてレイキしても結果が同じなので、レイキが流れているのが確信できていると思います。他の部分、特に頭などに手を当てるとコロッと寝てしまうので感想が聞けません（笑）。

C

パートナーのかたが、しっかり気の作用を感じ取っていて、とても良い練習モデルになっていますね。そのまま、継続的にヒザに使って行ってあげて下さい。レイキして、ただ相手が寝てしまうのは、特に男性の場合はよくあることなので「あ〜、気持ちいいんだ」と解釈すればＯＫです。

Q

私はよく自分の頭にレイキしたくて手を置きますが、すぐに手や腕が疲れてしまい、一箇所に手を置いてじっと（ボーッと）しているのが難しいです。ポジションをすぐにコロコロと変えないと続けられません。これは座っていても、寝ていても同じです。何かもっと楽にできるコツなどがあれば、教えてください。

A

頭にレイキをするときは、壁にもたれてやる、横寝になる、仰向けになる、などします。いずれの場合も、腕を壁、床、枕、クッションで支えられるように体制作りをするのがコツです。他に、タオル、布団など臨機応変に工夫して使ってみて下さい。

Q

健康に有害な嗜好品（酒、タバコ）は、レイキの出が悪くなるような悪い影響があるのでしょうか？
極端に言えば、お酒を飲んで酔っている状態でも、レイキの出に影響はないのでしょうか？

A

適量なお酒は健康に悪いわけでは全然ないです。むしろ、緊張を緩めて、体の血行を良くします。実際に、お酒を(適量)飲んで、レイキすることは全く何も問題ないです。レイキの出に関しては、そのことによって体の状態がどう変化しているかということですね。普段よりも緊張が解けて、リラックスできれば、普段よりも出るかもしれません。

しかし、喫煙は一般的にマイナスにしかなりません。ニコチンは、血管を収縮して血流を悪くしますから、気の流れにはプラスになりません。まあ、イライラが少し収まるのでしたら、多少はプラスなのかも知れませんが。しかし、喫煙は体をタバコ臭くします。手もタバコ臭くなります。普通の非喫煙者にとっては、タバコ臭い手を自分の体に当てられるなんて、そんなおぞましい！そんな最悪！なことは絶対に避けたいです。タバコを吸うのは止めた方がいいです。

レッスン8　《もっと他人へのレイキ》

さらに詳しく、手を当てるときの留意点をお伝えしていきましょう。

……使う努力を

皆さん、他人へのレイキは、試してみましたか?

しつこく(笑)繰り返しになりますが、他人へレイキを使って、初めて本来のレイキが分かります、本当ですよ。

自己ヒーリングだけではダメなんです！　すでにお伝えしましたが、

レイキは送る感覚よりも、受ける感覚が分かりやすい、
だから、他人にレイキして感想をもらった方が自信がつきやすい、
自分だけでやっていても、出ているかどうかの感覚は限界があります。

調子の悪い他人にレイキすると、自分に沢山レイキが流れて、自分の心身にもプラスになる。
さらに、人間関係にプラスになったり、優しい気持ちになれたり、
感謝の念が生まれたり、自分の精神性にもプラスになる。

是非、「努力」をして、「試行錯誤」もして、他人へ使ってみて下さい。レイキする時には、単にリラックスして手を当てるだけで、まったく努力は必要ありませんが、他人へレイキを使うには〈努力〉は必要です。

努力して使う機会を作る

努力して相手を見つける
努力して受入れてもらう

しかし、他人へレイキを使っていくと、その努力にみあった以上に得るものがあります(ミ) 色々体験していくと、相手のためではなく、自分のために！手を当てさせてもらおうという気持ちにすらなってきます。

私がこれだけしつこく言うのは、それだけの重要性があり、それだけの結果が生まれるということなんです。体験していない人は、躊躇する部分があるのはとても理解できますが、それを是非乗り越えて下さい。

……レイキと言う必要はない

初めての人にレイキをする時に、「レイキ」という言葉を言う必要は全くありません。単に言葉で誤解してしまうだけの事でしたら、言う必要はありません。

- 気功のようなもの
- ヒーリング
- ハンドセラピー
- 気のセラピー
- エネルギーセラピー
- エネルギーヒーリング
- エネルギーワーク

●おまじない
●秘伝のセラピー
●魔法
●ハンドパワー

相手が受けてくれるんだったら、何でもアリです(笑)！

そして、実際に手を当てて、感覚的に理解してもらうことがポイントです。

親しい間柄だったら、**「ちょっといい？」**だけで手を当ててしまうのが、結構上手くいくものです。

……自分で怪しくしない

自分で「怪しまれないだろうか」「変に思われないだろうか」と躊躇したり、オドオドしたりだと、それは表に出ます。そのために反って！怪しまれてしまうことがあります。自分の心配心から、逆に怪しくしてしまうことがあります。想像してみて下さい、もし自分が他人から手を当ててもらうとして、おどおどしたり、暗い人から提案されたら、「怪しい」って思ってしまいますよね。

「こんなの、世界中で６００万人の沢山の人がやっている普通のセラピーなんだ」「ニューヨークやロンドンでは、**"Reiki"**という看板が良く出ている」「国によっては**Karate**や**Sushi**と同じぐらい有名」そういう現実を知って、開き直ってしまうのが一番です。


堂々と！明るく♪

手を当てましょう(^○^)

……開き直る

相手から「なんか怪しくない？」って言われてしまったら、「そうだよね～、怪しく感じるよね～(笑)」ってまずは和やかに共感してあげて下さい。「まぁ、ちょっと怪しいけど(笑)、ちょっと受けてみてよ♪」って、明るく振る舞って、手を当ててしまえば良いです。そこでクドクドと説明を始めてしまうとダメです。

……反応がない場合

レイキに対する感覚は人によって様々です。悪い部分や凝っている部分に当てられれば、多くの人は心地よい感覚が生じると思いますが、人によっては「別に何も・・・」という反応の場合もあります。そのように、感覚が分からない人に対しては、あきらめるというのがベストです。

そういうときは「まぁ、こういうものだから」と切り返して、話題を変えてしまいましょう(笑) 万人に無理に分かってもらう必要はないです。

ただし！ 覚えておいて頂きたいのは、レイキは相手が全く何も感じなくても、効果は変わりありません。受ける人の感覚と効果は全く別です。もちろん、相手は信じている必要も全くありません。信じる信じないと効果も無関係です。レイキは、意識のない人や寝ている人にやっても効果は同じです。そもそも、レイキは動物・植物・昆虫にも使えて効果があるのですから。

……反応がある場合

「お～、なんか暖かいね」「へぇ、ちょっと気持ちいいね～」って実感のある人に対しては、少し説明しても良いですね。「これはね、誰でもある程度手から出ている自然な気なんだ」「治そうとか、変えようとか、何も意図がないんだ」「受け取った人の体が、必要に応じて使っていくんだ」と説明してあげれば良いですね。

そして時間がなければ5分、時間があれば10分以上やってあげて下さい。そうすると実感が確実になります。15分、20分と当てていれば、実際に客観的な効果が現れてきます。

……男性の場合

男性は一般的に、へそ曲がり(自尊心が高い)、そして表現力がないですね。奥さんから手を当てられて、仮に気持ち良くても「気持ちいいね!」って素直に言ってくれるとは限りません。(奥様の作ってくれた料理を素直に「美味しい!」って表現してくれるかどうかと同じです。)男性は一般に感覚的な表現、感情表現が下手くそで、出来なかったりします。

奥さんがご主人にレイキをして、よくある反応として、**何も言わないで寝てしまう、**というのがあります。男性の場合は、文句を言わないで受けていてくれたら、それは「気持ち良い」という翻訳が成立します。ですから、ご主人にレイキをして、ただ寝るだけだったら、実はそれは大成功ということです。(男性、困った生き物ですよね(笑))

……子供の場合

これは動物のケースでもそうなんですが、子供はエネルギーに敏感な場合が多いので、スタートする時は、いきなりピタッと手を当ててしまわないで、20㎝ぐらい離して、手かざしでスタートした方がいいです。そして、相手の反応を見ながら、嫌がっていなければ、手を近づけていく、大丈夫なら直接当てるというふうに、徐々に始めると良いです（何度も受けて慣れてくると、いきなり手を当てても大丈夫です）。

それから、動物や子供はレイキを必要としている時は、黙って受けていても、もう必要ないと感じると、とたんに「プイ」と逃げてしまうことがあります。必要のない時は、うっとうしい、余計なもの、と感じるようです。受ける時と、受けない時の落差が激しいです。そういうときは、追いかけずにあっさり終わりにすれば良いです。

動物のレイキ→ http://messia.com/reiki/animal/
またこちらのサイトも参考にして下さい→ http://animal-reiki.jp/

……家族はながらで

家族にレイキを使う時は、**ながら**をメインに使って下さい。一緒にいる時間がありますから、それを最大限有効に使って下さい。

♪♪話しながら

♪テレビを見ながら

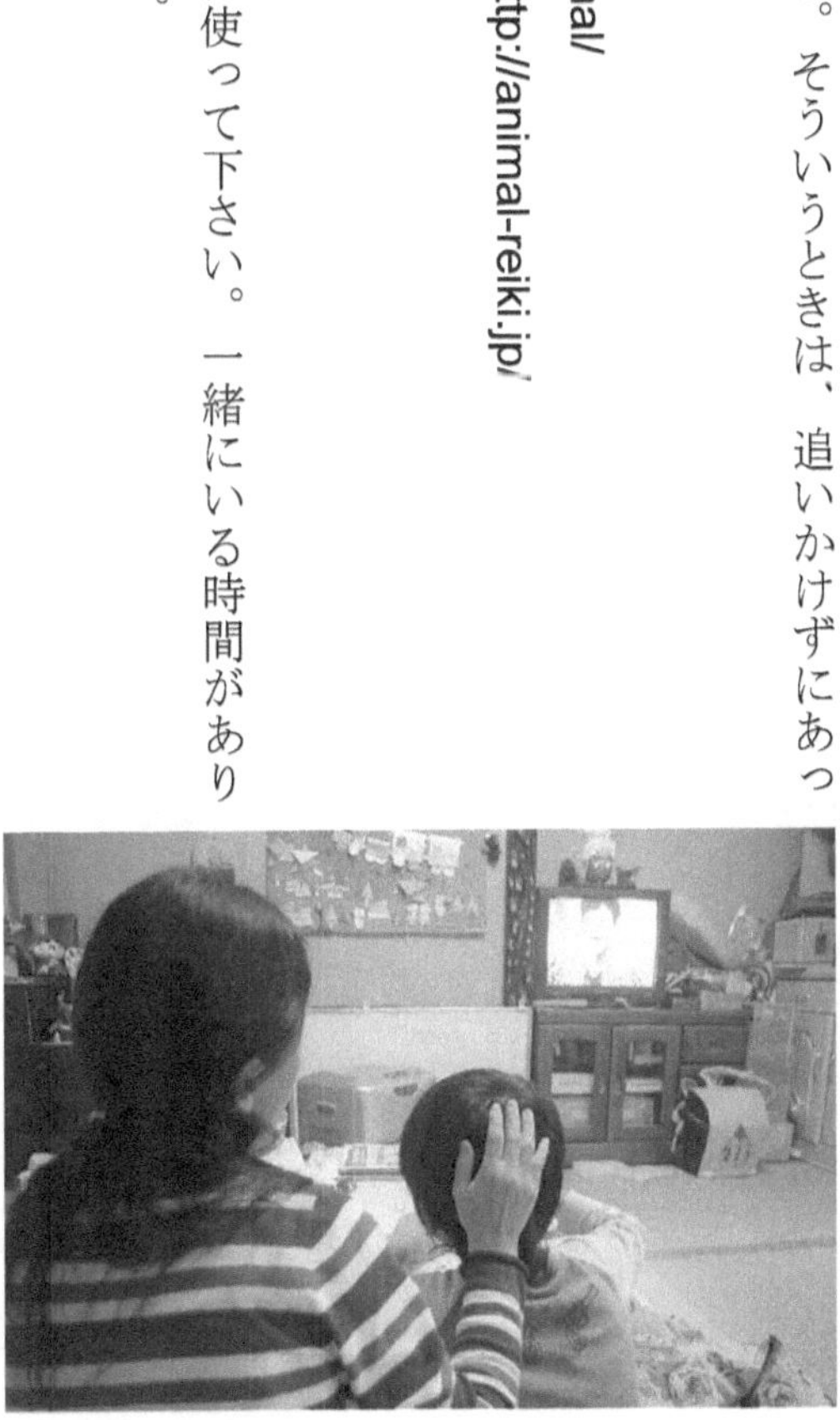

♪ゲームをしながら
♪読書をしながら
♪食事をしながら

それで手を当てていけば良いです。

……相手は寝ていても

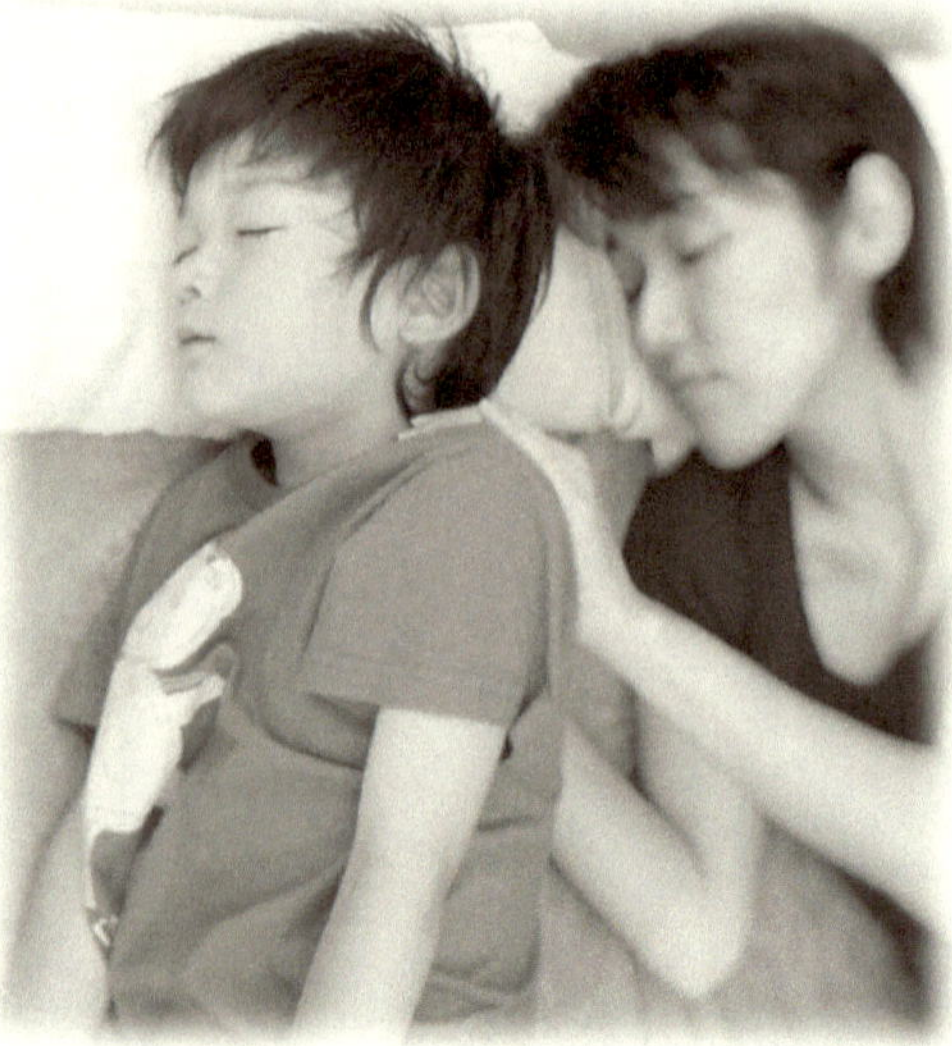

レイキは意図のないエネルギーですから、相手の状態とは無関係に送れます。そもそも、誰にでも多少は流れているので、相手は覚醒している必要はありません。もしも、どうしてもやってあげたくて、起きている時は受けてくれなかったら、寝ている間に手を当てていっても良いです。寝てる間にやると、受けている人はありがたみは感じなくなりますが、効果は起きている時と同じです。

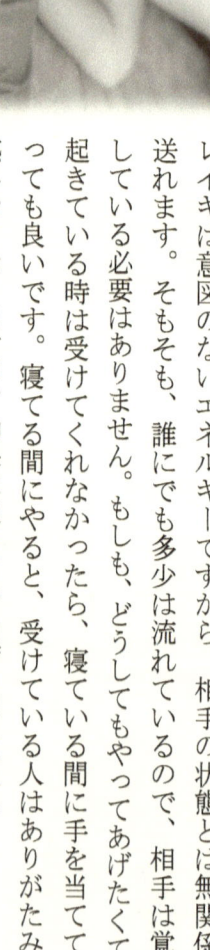

Q

右の首筋、右肩、肩甲骨の中間（背中の真ん中あたり）が引きつるように痛くなり、こういった場合にレイキでカバーできる方法はありませんか？ 周りにレイキを流せる方いないので、自力でなんとか出来る方法があればうれしいのですが…。

A

これまでの通信講座でお伝えしたように、ご自分で凝っている箇所に手を当てていけば良いだけです。当て方や時間は、これまでの内容を参考にされて下さい。肩甲骨の中間のように、自分の手が届かない箇所は、何とか当てる方法がありますので、あとで応用としてご紹介していきます。

Q

Facebook上で体の不調の話をしていたら、「レイキならなんでも治せる」的な発言をされる方に遭遇したのですが、先生としては、どう思われますか？

A

レイキは受け取った人の自己治癒力を高めます。人間の自己治癒力というのは、しばしば過小評価されていますが、上手く刺激してあげると、とんでもなく効果が出ます。

『何でも』という極端な表現を使うと、お答えしにくくなりますが・・・。場合によっては飛躍的に！高めます。

どれだけ効果が出るかというのは、送る人のレイキの量、送る時間、送る頻度、送る人のセラピーの熟練度、さらに受け手がどれだけ原因・生活習慣の改善に取り組むか、受け手の問題が非常に長期なものか、一過性のものか、などなど様々な要素に依存します。（救急措置、救命措置が必要な場合は、まずそちらを優先します。）

しかし、色々な要素が揃えば、「普通に医者へ行って治る問題」はほとんどレイキで対応できるといってもいいです。さらに、色々な要素がしっかり揃えば、「普通の医者へ行って治らない問題」でもかなりのものがレイキで上手く扱えます。私のセラピーの経験では、ガンとアトピーはなかなか治りにくいです。重度の難病も治りにくいです。しかし、皆さんが普通に遭遇している成人病や、婦人系の問題、自己免疫疾患でしたら、しっかりセラピーを受けて頂いて、ご本人も生活習慣を改善していけば、難しくないです。

（ただし、骨折、虫歯、大きな外傷、形成不全など、外科的な処置や手術が必要な場合は、それがまず先決です。応急措置・救命措置が必要な場合も、そちらを優先する。止血が必要だったらまず止血する。熱中症だったら、まず冷やして水分補給する。）

しかし、誤解しないで下さい！これらはあくまで「色々な要素が揃えば」の話です。私達プロのセラピストは様々な訓練を受けています。ヒビキを感知して相手の状態を正確に把握したり、解剖生理やカウンセリングに精通していたり、手を当ててるだけのレイキではなく、様々な高度な技法を駆使出来ます。本書の読者レベルで、病気を無理にレイキだけでなんとかしようなど、考えないようにして下さい。もちろん、読者レベルでも、レイキを使っただけで、結果的に何かが解決してしまうことは、十分にあり得ます。しかし、レイキだけで何とかしようとは、くれぐれも考えないで下さい。医師の診断はキチンと受け、医療や医薬も利用するときは、ちゃんと利用する。レイキ創始者の臼井先生の言葉を引用しておきます、『最近、医科学は、いちじるしく進歩しているから、決して医療、薬などを無視したり、また

排斥などすることは、不謹慎極りない。』（霊気療法のしおり）

とにかく、何かを過信するというのは止めてください。不調や病気というのは、体からのメッセージですから、ご本人がそれを素直に受け止めて、何かを改善する姿勢がなければダメです。それが根本です。そして、必要な医療は受ける、必要な医薬は使う、アロマテラピーでも、リフレクソロジーでも、レイキ以外の療法もドンドン併用してください。レイキは意図のないエネルギーなので、何かと組み合わせたらダメというものが一切ありませんから。レイキはどのようなケースでも、どのような場合でも、常に使えて、完治するかどうかは別にして、必ずプラスになります。

Q

質問です、電車の中で発霊法をしていて思ったのですが、合掌ではなく指を組む（教会でお祈りをするような）というのはだめでしょうか？　また、手袋はNGですか？

A

それでも一応OKです。ただ、やはり左手の指と右手の指も、お互い指の腹で接触したほうが、お互いに刺激し合って、効果が出やすいです。手袋をしていても発霊法は出来ます。

R

「手かざし」と言ってその当時の職場の方がはまってらして、同じ職場の周囲の方々がその手かざしの方に話を聞いて、「何らかの宗教絡みのようだ」と影でこっそり敬遠されてたのを知ってるので、どうにもレイキを家族や親しい限られた友人以外に流すのは、今のところ、かなり勇気のいることで、気軽に他者に流すことはできてないです。

C

すでにお伝えしたように、レイキは多かれ少なかれ、どなたからも出ている非常に普遍的なエネルギーです。宗教のように、教祖がいたり、教義があったり、何かを信じないといけなかったり、使う条件があったり、そういうのは一切ありません。どうやっても、宗教の要素がないのです。まず、ご自分の側でそれを完全に理解されて下さい。無理に職場の不特定の人に、試してみる必要はありません。ご家族や限られた友人で試していけば良いです。分かってもらえそうな人に当てていけば良い。特に、不調箇所や問題箇所のある人に当ててあげれば、実感してもらいやすいです。それで慣れてきて、効果も感じられ、自信もついてきたら、使う範囲を広げていくと良いです。

R

顔を触るセラピーを友人と練習しているときにやらせてもらいました。もともと、レイキを知っている方なので怪しまれずに出来ました。まず、いつもの練習で手を顔に近づけたときに、モワッとした何かが顔にきたと言ってました。何度も練習しているのに、こういう感じは初めてだと言われました。

C

ちょうど良い相手がいて良かったですね。その「モワッと感」が気の感覚の一つです。以前と比べて、確実にレイキの出る量が増えたという証拠です。

R

寝違えのようで、首と肩が痛いとのことでベッドでうつぶせになっていただいて、頭の上から両手を肩のあたりに置き、15分程。私としては、自然な格好だったので楽でこたつで座ってより、リラックスできたように感じました。ジンジンした感じはあまりしません。終わった後の感想は、痛い部分の筋肉に血液が流れるイメージが頭に浮かんだそうで、面白い体験だと言っていました。首の痛みが多少いいかな～とも…。

C

上手く使えましたね。受けている人は、その部分が暖かく感じられたのかも知れません。もしかしたら、肩よりも首のほうが問題箇所だったのかも知れません。次回は、1箇所に1分位当ててみて、場所を少しずつ移動し、受ける人が熱く感じる箇所を探すと、最適な箇所に当てられるかも知れません。

R

右耳にしもやけができてしまい、せっかくなので左右両耳を両手でレイキしてみました。すると、しもやけの出来ている右耳だけ異常に熱くなり、悪いところがレイキを吸ってくれる、というのが解りおもしろかったです。

C

それは、確実にレイキを受けたときの反応ですね。悪い細胞や組織はレイキを受けると、治癒活動を開始して、その部分が生理的に温度が上昇します。血行も良くなります。そういった変化が起こったら、治る始まりですので、その熱い感覚が穏やかになるまで手を当てていると、実際の効果が出てきます。

R

手の甲と掌ではレイキの出かたにどのような違いがあるか、比べてみました。手の甲は鈍感だなぁと思いました。例えば、掌を下に向けて膝の上に置いたとき、掌がすぐに温かく感じられ、そのぬくもりが膝に浸透していく感覚がありますが、手の甲を膝にのせているときは特に何も感じられませんでした。

C

早速実験して頂いて素晴らしい！レイキは何か実験をしても、マイナスの側面や逆の効果になる事がないので、皆さんが疑問に思ったら、ドンドン実験してみて下さい。「誤った使い方」「誤って使う」というのは、レイキにはありません。

R

発霊法をしてみました。リラックスすると呼吸が深くなる（深くならなければいけない）と思っていたら、仁科さんが第4回でお書きになっているように「浅くなって」驚きました。呼吸を意識するというのはとても難しくて、リラックスするには腹式呼吸でなければいけないという思い込みがあり、また、腹式呼吸をしてくださいと言われると、かなり無理をして力んでしまうのを経験してきましたが、発霊法のときは浅い呼吸で何ら悪いことはないのですね。膝に掌を置いたらすぐに手が温かくなっていることに気がつきました。そしてじんじんし始めました。合掌するときは、机に肘をついていますが、それは構わないでしょうか。

C

発霊法は「呼吸法」ではないので、必ずしも腹式になっていなくても良いです。発霊法が上手く行っているときは、呼吸は浅くなるでしょう。極端な場合は、呼吸しているのが分からないぐらい浅くなっても良いです。合掌のヒジは、机についたり何か支えを入れても良いですよ(^^)

R

晩ご飯を食べてから就寝するまでの間に発霊法をすると、仕事の疲れもあってか、すぐ眠くなります。そのようなわけで、夜、主人にレイキの練習台になってもらおうと思っていても、結局起きていられず、早々に眠ってしまいます。近く、昼間の元気なときに主人へのレイキをしてみたいと思います。

C

眠くなってくるのは、上手く行っている証拠ですから、それでバッチリです。とても上手く行っていると思いますから、そのままご主人に手を当てていけば、多かれ少なかれ実感してもらえるのではないかと思います。ご主人とベッドが一緒でしたら、寝ながら手を当てても良いですよ。抱きついていても構いません(^_^) もちろん、眠くない昼間にも、是非試してみて下さい！

Q

毎回ではありませんが、自己ヒーリング中に手のひらが熱くなり、ジンジンと痺れてくることがあります。この痺れは、レイキの出ている感覚なのか、単に手のひらをずっと固定していることによる痺れなのか、判断できません。ちなみに、家族へヒーリングしているときは、当てている時間が短いせいなのかこの痺れは感じません。

A

自己ヒーリングの時は体勢が変えにくいかも知れませんが、同じ格好をしているために手がしびれてくる場合は、体勢を変えたり、手の置き方を変えてみれば無くなるでしょう。他人のほうが、自分の体勢を調整しやすいので、他人を使って、もっと時間を長くして実験してみるのが良いと思います。

Q

本当にレイキが出ているのかな？と正直不安です。レイキを信じきれない半信半疑な気持ちは、かえってレイキの出が悪くなったりといった悪影響があるのでしょうか？

A

皆さんレイキを始めたときは、必ず「半信半疑」でスタートします。それが普通です。その状態で、いろいろ使っていく事によって、徐々に効果や実感が出てきます。「半信半疑」でまったく問題ないですが、手を当てているときは、あまりそのことは考えないようにして、ボッーと当てるのが良いです。**All or Nothing**ではありませんので、心配はいりません。

R	C
母の肘の腫れと痛みにレイキしてみました。またテレビを見ながらです。態勢も無理なく手も当てやすかったので、20分ほど行えました。5分過ぎ頃から、母が凄く暖かいと言っていたのですが、その時私の手も全体的に熱く感じました。この熱さは、自分に当てた時には感じなかったものです。調子が良く?疲れなかったので、そのまま心臓の裏あたりもやって欲しいと言うので続けて行いました。その時も熱い感じは同じようにありました。特に症状は改善されませんでしたが、気持ちが良かったと喜んでました。私も嬉しかったです。チャンスを見つけて他の人にやってあげたいと思います。	テレビを見ながらという気軽な感じがとても良いですね。家族の場合は、ながら主体でまったくＯＫです！体勢も無理のない形がとれて少し慣れてきたようですね。初心者の場合は、手を当ててレイキの流れが十分になるまでに少し時間がかかる場合もあります。とても、良い感じで出来ています。お母様に喜んでもらえて何よりです(^o^)

R	C
発霊法は、毎日通勤時と帰宅後に行なっています。いつでも掌がぽかぽかとしてきます。指先がピリピリすることや、ギザギザの稲光のような刺激が感じられることもあります。	通勤の時間は、発霊法するととても有効に使えますね。ちゃんと気が出ていて、上手くっています(^^)

Q

他人へのレイキですが、私の練習台は主人です。いつも同じ人でもいいのでしょうか。それとも「新規開拓」に努め、いろいろな人にするのがいいのでしょうか。

A

今の入門の段階では、いつも同じ人でも大丈夫です。ただ長い目で見ると、使う人の範囲は広いほうがよいです。実は個人差というのがもの凄くあるのですね。健康の状態も人によってまちまちです。ですので、いろいろな人にレイキ使うと、非常に勉強になります。特に、体調の悪い人に当たれば最高に運が良いです。いつも身近な同じ人ばかりだと、そのうち状態が良くなってしまって、手を当てる実感も変化も少なくなってきます。そうしたら、挑戦するタイミングですね。

R

先日、主人が掌を何かで切りました。本人がそれに気付くのが遅く、気がついてからもすでに30分以上は時間が経っていました。テレビを見ながらお互いの掌を合わせるようにしてレイキをしました。その時、傷口には直接触れないようにしました。本人曰く、傷口の周りが赤みを帯びて化膿しそうな様子だったのが、その後赤みが消えたそうです。レイキが効いたのでしょうか。

夜、自分自身も眠いのに、ちまちまと主人の体に手を当てるのは面倒だと思い、後ろから抱きついて自分の楽な姿勢で眠りました。主人は朝方、脚がつることが多いのですが、この日はそれがなく、ぐっすり眠れてよかったと言っていました。

C それはレイキが効いたのでしょう。ケガはとにかく直後に手を当てるのが最適ですが、少し時間が経っても、もちろんレイキの効果はあります。テレビを見ながらで、気軽に上手く出来ましたね(^o^)ご夫婦の場合だったら、寝る時に抱きついて手を当てるというのも、とてもいいやり方です！ そんな感じで使って行って下さい。

Q 私は風邪をひきかけているのですが、自分のどこにどうやってレイキをすればいいでしょうか？

A これは長くなってしまうので、ＨＰのここを読まれて試してみてださい。
http://messia.com/reiki/clinical/kaze.php

不眠には手を当てながら寝る

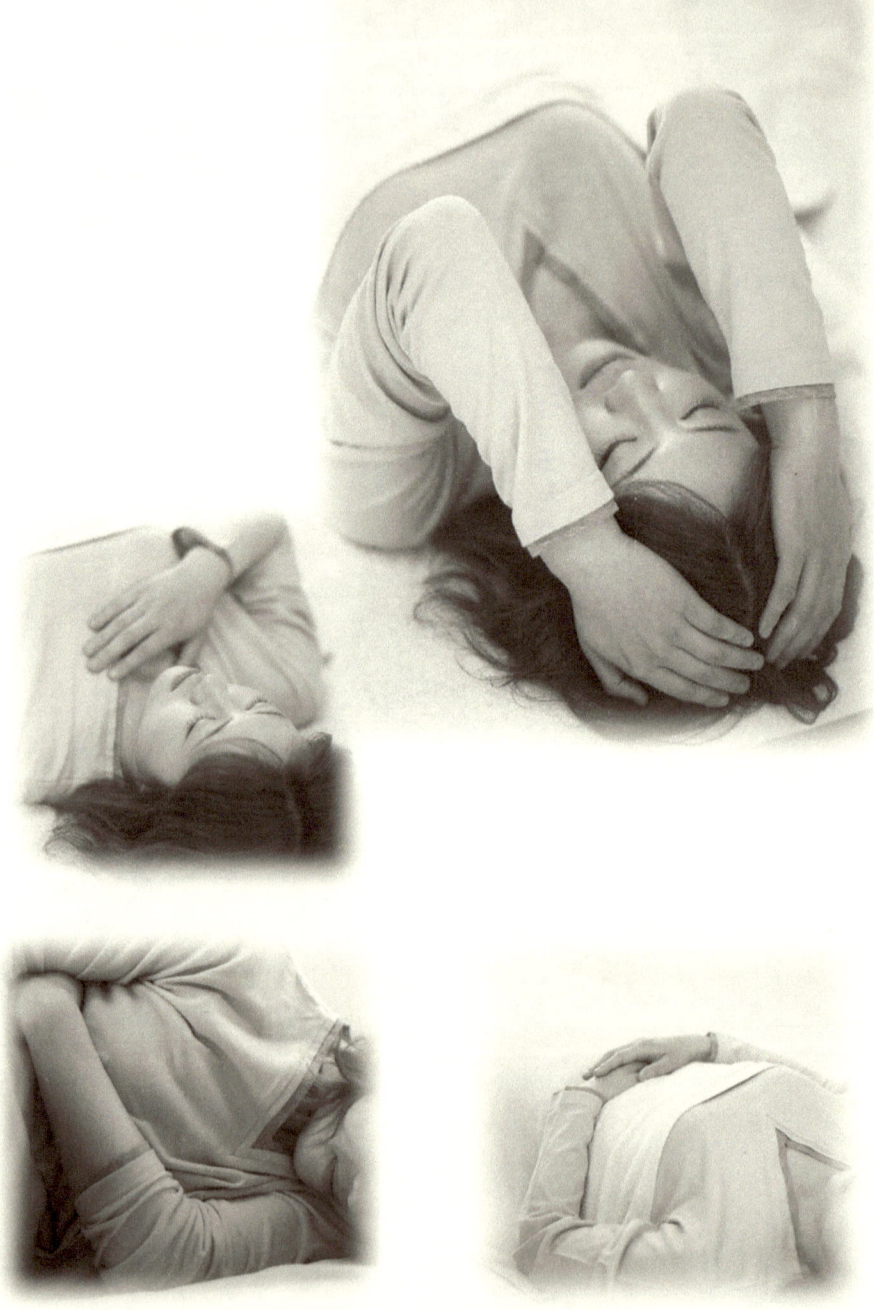

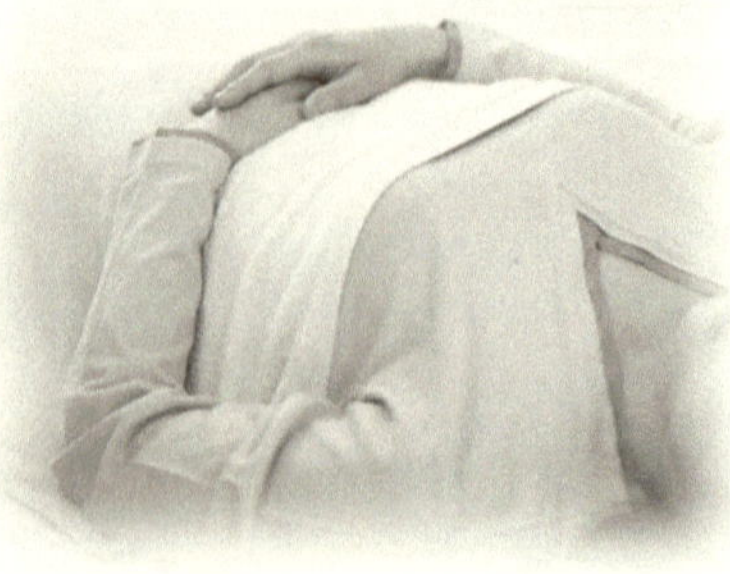

レッスン9　《初心者を待っている落とし穴》

今までとは逆に『こうしたら上手くいかない』ということをお伝えします。

初心者の人は、レイキの知識や経験が少ないために、陥りやすい問題というのがあります。インターネットで、誤った情報が載っている場合もあります。未熟なマスターから誤って教わった場合もあるかもしれません。この章は、初心者を待っている落とし穴を、あらかじめ埋めてしまおうという、私の魂胆です(^o^)

……気になる

初心者がとても気になるのは、**ー自分からレイキが出てるかどうかー**です。

私も最初はとても気になりました。実は、これが最初はわかりにくい！

わかりにくい理由の一つは、レイキは自分の意志で出すものではないから、というのがあります。もう一つは、「気」の感覚は、人によっては初めは分かりにくいからです。ですから初めのうちは、

♪〜♪〜♪〜♪〜♪〜♪

気にしな〜い

♪〜♪〜♪〜♪〜♪〜♪

というのが一番いいのです(O_O) なんか無責任ですが(笑)

自分でレイキが出てるかどうか、分かるか分からないかは、結果には全く影響がありません！ 心配して緊張してしまう方が、かえって逆効果！ だから、あえて気にしないのほうがいいのです！ しかし一般的に、初心者がまず感じるのは、出ている実感よりも、出ていない不安感です。そして、それを解消しようとするために、一生懸命に「出そう」と努力します。☠これが、間違いの始まりになります☠

出そうとして力んだり、送ろうとイメージしたり、念じてしまったり・・・
これ全部ダメなんです！「リラックスして自然体になる」という方向性と、真逆です。だから、余計出なくなって、余計に不安になって、余計に頑張るという悪循環の方向へ進んでいきます。

……イメージしてしまう

レイキ業界では、生徒さんに何かをイメージするように強制するマスターがいますが、とんでもないことです！そもそも、凡人の私達が、宇宙とか、光とか、高次元とかイメージしてみたって、凡人なりのものしか出てきません（笑）。初心者がイメージすることは、それは逆に自分の制限の中に自分を閉じ込めてしまうことになりかねません。

私達の体は、私達がこの小さい脳ミソで理解できるよりも、遙かに遙かに素晴らしい可能性を持っています。
私達の体には、宇宙の一部が凝縮されています。
だからジタバタせずに、任せてしまえば良いのです。

たった数十年ほど生きてきた乏しい知識に頼るのではなく、45億年かかって地球進化の知恵が凝縮されている、この私達の体に任せてしまうのが良いのです。

現実には、むしろ全く何もイメージングしないで、ゆだねてしまった方が、本来潜在的に持っている良い部分が生きてくるというものです。外から「良いものを与える」というのではなくて、「本来持っている潜在力を生かす」というのが、レイキなのです。イメージングはしない方が上手くいきます。人によっては、イメージングが助けになる場合もあるでしょう。それでしたら、短時間だけ一時的な利用に限定しましょう。ず～っとイメージをしていたら、疲れてしまってレイキが上手くいきません。

……念じてしまう

これは最もやってはいけないことです！

念じてしまうと、レイキの持っている様々な良い特徴が無くなってしまいます。

レイキの第一の特徴は「**意図のないエネルギー**」です。ここをこのように治そうとか、早く良くなれとか、もっと元気になれとか、そういう意図を持たないのがレイキの特徴です。これは電気製品に電気を送るようなもので、その使われ方というのは、受け取った人の体が決めるということです。

ですから、レイキには相手と合わないということがありませんし、副作用もありません。妊婦さんに使っても、胎児に使っても安全。極端な例でいえば、亡くなりかけている人に使えば、苦痛を軽減して、楽に旅立つために使われていきます。使い方というのは、送り手が決めるのではなくて、受け取った人の心と体が決めるのです。意図がないからこそ万能になってい

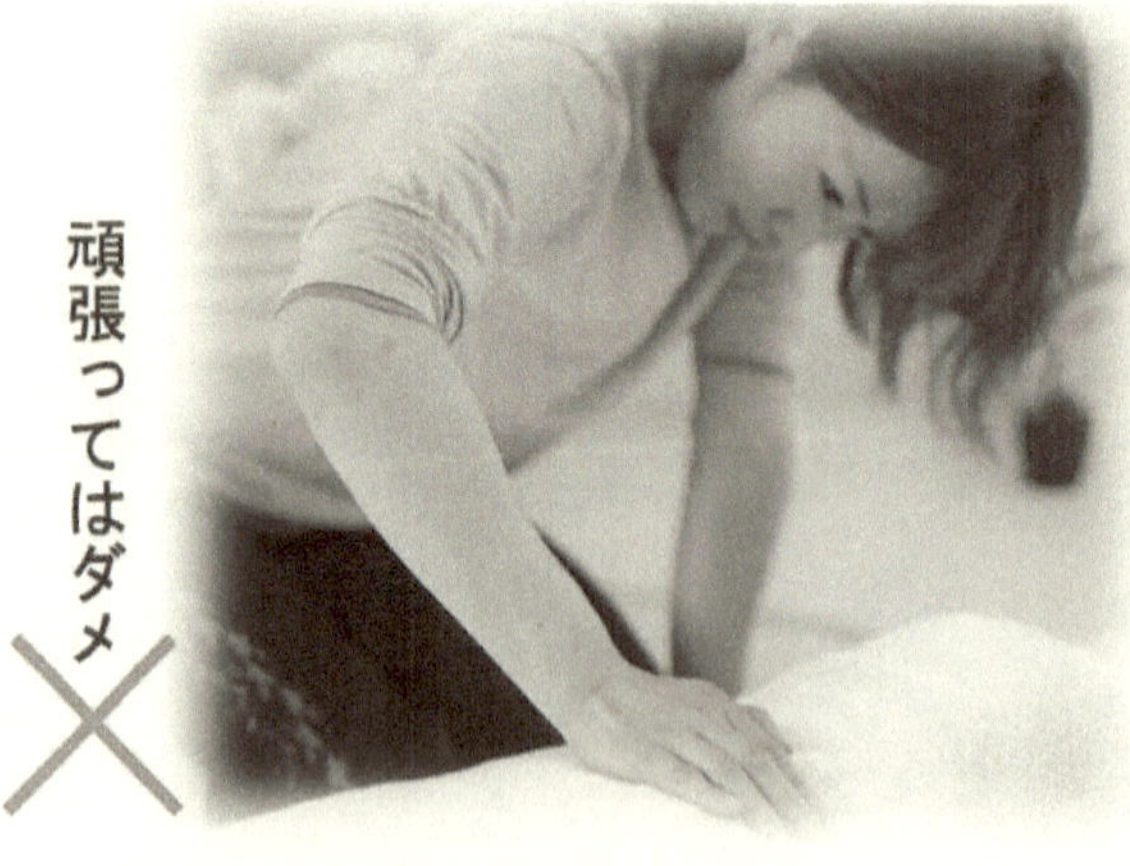

るのです。

意図をつけてしまうと、相手と合わないことが起こります。例えば、ウツの人に「幸せになれ～！」って念を送っても、相手はプレッシャーに感じるだけで逆効果です。送り手は、受け手の体や心のことを100％理解できるわけではないですから、合わないものを送ってしまう可能性があります。特に、人生経験が少なかったり、解剖生理学の理解がなかったり、施療の初心者の場合はそうなりがちです。ですから、念を使うためには、豊かな経験・高い習熟度が要求されます。

また、念を使って意図のあるものを送ると、自分のエネルギーを消費してしまいますから、送る人は非常に疲れてしまいます。念を使うためには、強い精神力・体力も要求されるのです。セラピストや施術で、「私は疲れやすい」「私はもらいやすい」と訴える人がいますが、これがまさにそのケースです。

レイキは意図がないということに、その長大なメリットがあるのです。

相手の体や心に必要なエネルギーだけ送って、あとはその人の自己治癒力にゆだねる、それがレイキのやり方です。「良くなれ～！」「治れ～！」「幸せになれ～！」「静まれ～！」などと念を送っては、せっかくのレイキの良い性質が台無し(>o<) 自分も疲れてしまいます。相手の体を信用して、相手の力を信頼して、全てはレイキと相手に任せる。そういう謙虚な気持ちで挑んだ時に、もっとも施療効果が発揮されるものです。

……儀式をしないと心配

「何かをしないと、レイキがスタートしないのではないか？」

「私達のような非力な存在は、普段はレイキと繋がっていないのでは?」

そういう不安な気持ちから、『何か儀式をしてレイキとつながる』そういう精神構造にさせてしまうことがあります。スクールによっては、レイキシャワー、乾浴、オーラ浄化などの儀式を「しなければいけない」とか、「することでレイキとつながる」という形で教える場合もあります。

しかし、これは全くの誤りです。

儀式は、自分の不安を解消して、気持ちを整理させる、そういうプラスの面がある一方で、それを義務的に考えてしまうと、まったく逆の効果しかありません。「儀式がちゃんと出来ているだろうか?」「きちんとやらないとレイキが出ないのではないか?」など、かえって不安を作り出す要素になったら、まったく逆効果。

好きだったら儀式は使えば良い。

しかし、もともとそういったことは不要なんだから、特に初心者は、心配してしまう要素が大きいので、儀式は一切いらないとしたほうが、かえって上手くいくというのを、長年レイキを教えてきて感じました。また、オーラ浄化もスッゴク怪しく見えるだけなので(笑)、やらないほうがいいですよ! レイキしてあげれば、内部から自然に浄化されるんだから、オーラ浄化は単に気安めです。

> 家族や友人に使うときに、いちいちレイキシャワーや乾浴などの儀式、あるいはオーラ浄化ををやらないと、レイキが始められないのだったら、レイキなんて使えませんよ~。

儀式はやらなくていい、いっそやらないほうが良い。

………呼吸を意識してしまう

これも、初心者がやりがちな過ちです。最初は、自分からレイキが出ているかどうかわかりにくいので、ついつい息を吐きながらレイキを送るように意識してしまう場合があります。これはレイキでは間違いです。呼吸を気にしてやっていたら、数分で疲れてしまいますよ。呼吸のことは忘れるように！

………雑念はＯＫ

瞑想状態になる必要は、全くないです。

手を当ててボーッとしていれば、雑念が出てくるのが普通。レイキと瞑想は違います。基本的には、受ける人の存在を感じてあげていればベストです。それで上手くいきます。無理に、雑念を無くそう無くそうとしたら疲れちゃいます。気楽、お気楽が一番上手くいきます。

………疲れてしまうのはレイキではない

レイキが上手く出来ているかどうか、一番簡単な判断方法は、

20～30分手を当てていても、それほど疲れない
自分も心地よくなって、ウトウトする、心が穏やかになる

これが出来れば、上手くいっているといえます。

手を当てていて、自分が疲れてしまうのは、何か上手くいっていない、誤ったやり方をしているということです。5分手を当てていたら、もう疲れてしまってというのは、全然レイキではないのですね！　それは可能性としては、

× 力んでいる
× 緊張している
× 指など無意識に力が入っている
× 呼吸を意識している
× 時間を気にしている
× イメージングしながらやっている
× 念を入れながらやっている
× 意図を付け加えようとしている
× 雑念を気にしすぎている

こういうのは全部レイキではないのです！

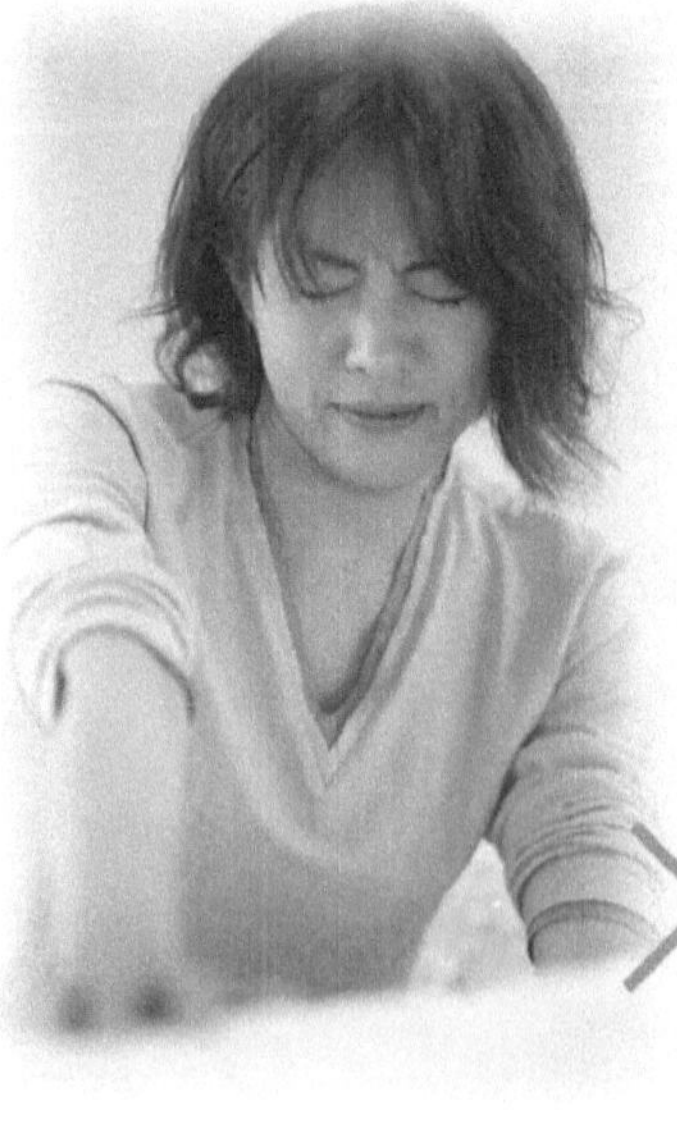
力んではダメ ×

……… 気楽お気楽が一番♪

いろいろ細かく書きましたが、結局の所、

「いい加減でやる」
「開き直る」
「まあ、なんとかなるか」
「頑張るのはもう止めよう」
「深刻になるのは止めよう」

など、気軽にいい加減な感じでやれば良いのですね。一旦分かってしまえば、楽ちん！体にレイキが流れ始めると、自然にこういう方向へ変化していきます。最初のスタートする時に、ある程度レイキが流れれば、それほど心配する必要はありません。その初めの部分を皆さんにお教えしていきますから、あとは成り行きに任せれば必ず上手くいきます。レイキは、そのように都合の良いものです。

頑張ることを止めて、**「まっ、いいか〜(゜o゜)」** って思えるようになれば、あなたはレイキのエキスパートです！　本当ですよ♪

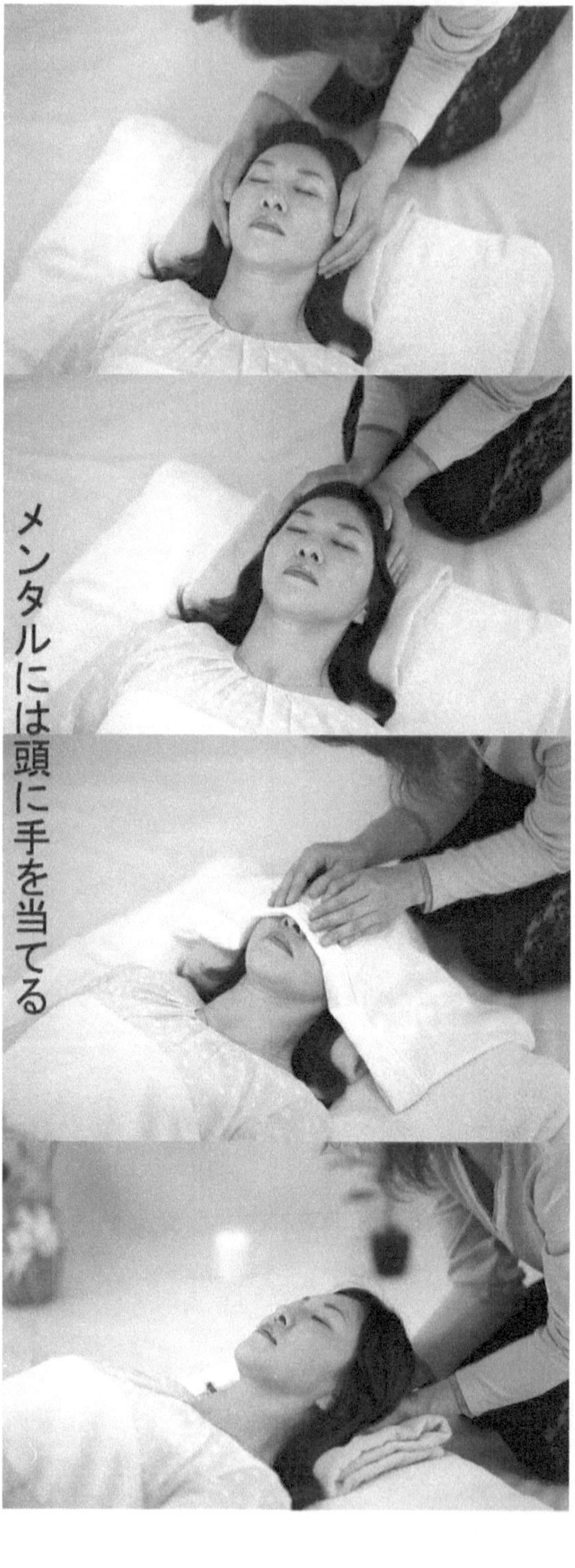
メンタルには頭に手を当てる

レッスン10　《受け手に心地良くなってもらうには》

手の細かい使い方と、受け手にいかに心地よく感じてもらうかをお伝えしていきます。

皆さん、他人へのレイキは試してみましたか？　要は

体と心の力を抜く

ことに尽きます。手を当ててから、自分の肩、腕、そして気持ちでも、力を抜くように意識してやってみて下さい。相手の背中や腰には、ある程度ぴったり当てるほうが受ける人は気持ち良いですが、その時も、

指には力を入れないようにして手首の部分で圧を調整する

と良いですね。

……指から力を抜く

指に力を入れて圧をかけるのと、指から力を抜いて手首で圧をかけるとのは、受け手の感覚は全然違います。指から力が抜けると一種の低反発クッションみたいになるのですね。慣れるまでは、受ける人に「手の圧はこれぐらいでどう？」と確認しながらやると良いです。

指をピッタリとくっつけるように指導するスクールがありますが、それは間違いです。力が入ってしまって、レイキの流れが悪くなります。

手は、形うんぬんよりも、力が抜けているのが大事

手を当てるとき、大事なのは「手の形」ではなく、「力が抜けているかどうか」が大事なのです。なぜなら、

力が抜けているとレイキが流れやすい

これはもう、何度も何度も書きましたが、本当にそうなんです。そして特に、指から力を抜くようにします。これにはもう一つの理由があります、

指の力が抜けていると、受け手が気持ちいい

指というのは多かれ少なかれゴツゴツしています。ですから、指に力が入っていると、部分的に圧が強くなる箇所が生まれて、当てられていて気持ち良く感じにくいのです。指から力が抜けていると、手首や腕を使って少し圧を加えても、手の平全体が相手にフィットして、ちょうど**「低反発マット」**のようになってきます。このコツ

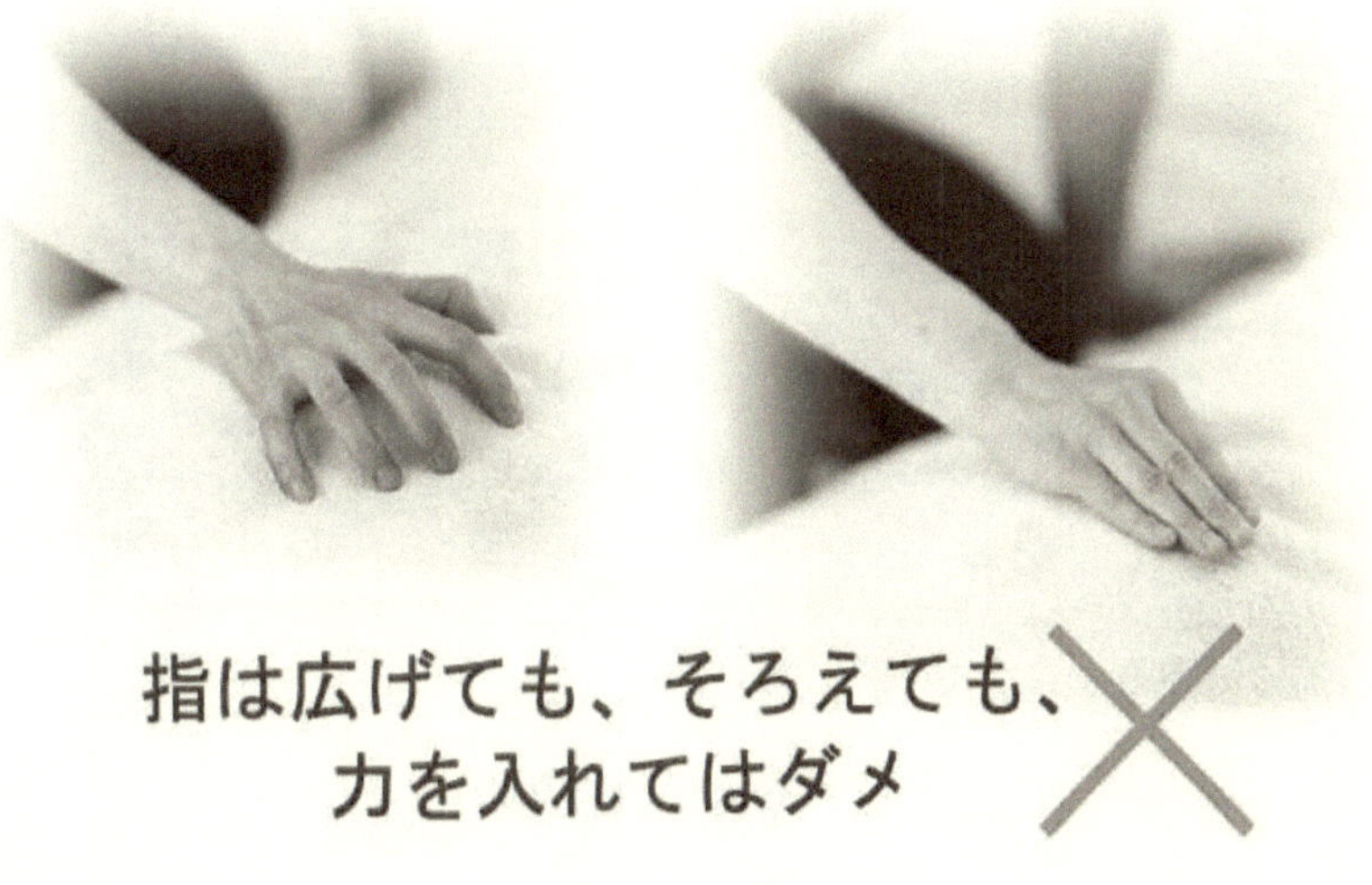

指は広げても、そろえても、力を入れてはダメ

がつかめてくると、相手が気持ち良く感じやすくなります。では、少し練習をしてみましょう(^O^)

【練習】

1 自分の右手首を、左手でつかむ
2 右手の力を抜く
3 つかんだ左手で、右手を振る
4 右手はだた振られているだけ、右手だけブランブランさせる
5 左手の動きをパッと止める

このパッと止めた状態が、右手の力が抜けている状態です。
いいですか、右手に意識を持っていかないように。

そして、そのまま右手に意識を持って行かないまま、
右手をマネキンか何かの手だと思って、左手でガイドしながら、
何かに当ててみて下さい。
そのまま、右手を意識しないで、相手に当てていれば、
完璧な手当ての完成です！

【静止画でわかりにくいでしょうから、Youtube 動画にしておきました。↓ http://youtu.be/vTSYAileie8 】

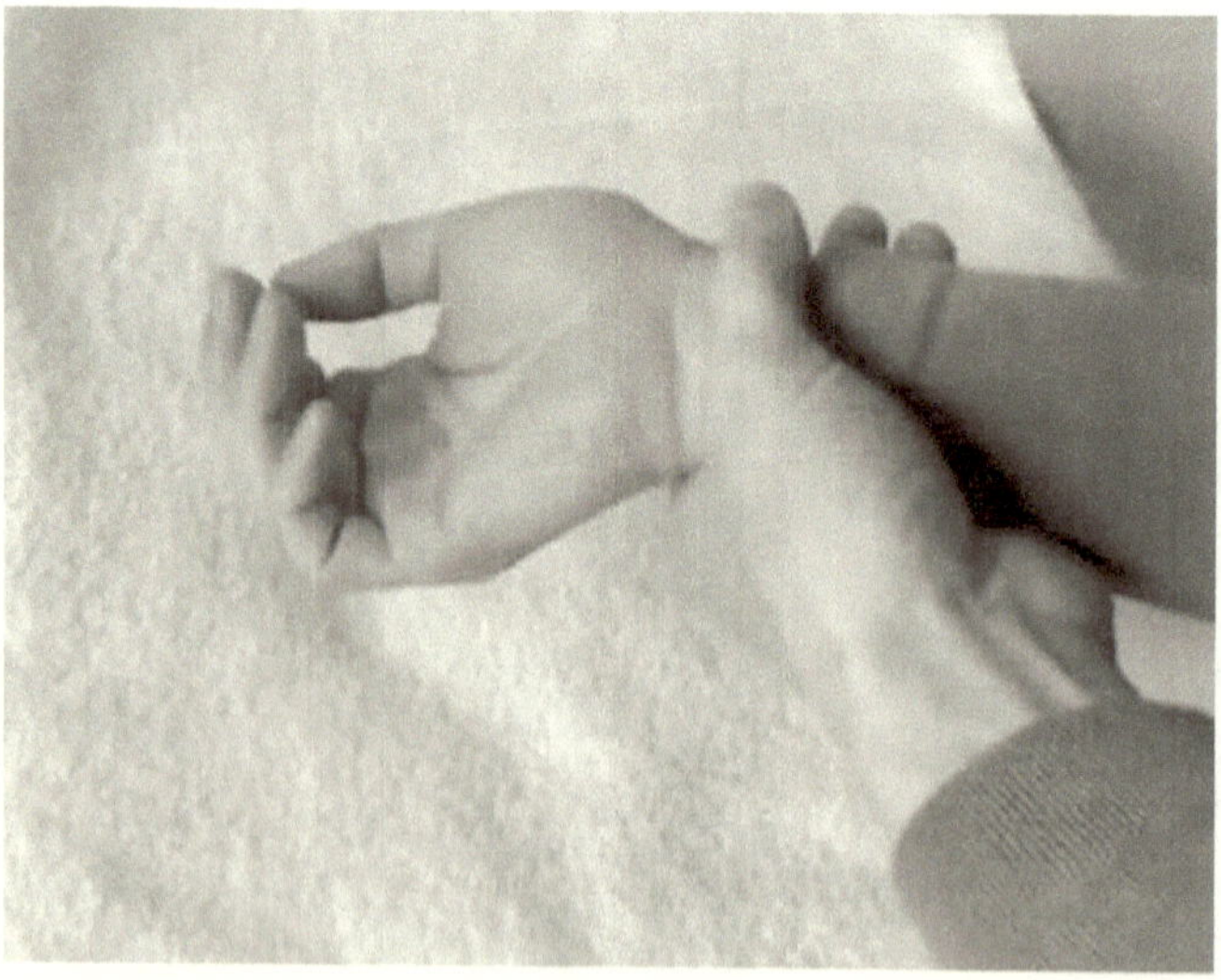

正確には、形だけで判断してはいけないのですが、力の抜けた状態を、あえて形で判断すると、

◎指は、ピッタリくっついていないし、逆に、うんと開いてもいない。

◎指は大まかには同じ方向を向いているが、少し隙間がある。

◎親指は、少し離れてしまっている場合がある。また、小指が少し離れてしまっている場合もある。

◎手の平というのは、力が完全に抜けていると、完全には平面にはならないので、僅かに丸みを帯びている。

レイキは出すものではなくて、吸われるものですから、指と指の間が多少スキマがあっても「レイキが漏れてしまう」なんてことはないんです。相手の吸ってくれる体の面と、自分の手の間で、十分な対向面積があれば、それで必要な分を吸ってくれます。さて、どうでしょうか？　感覚がつかめましたか？

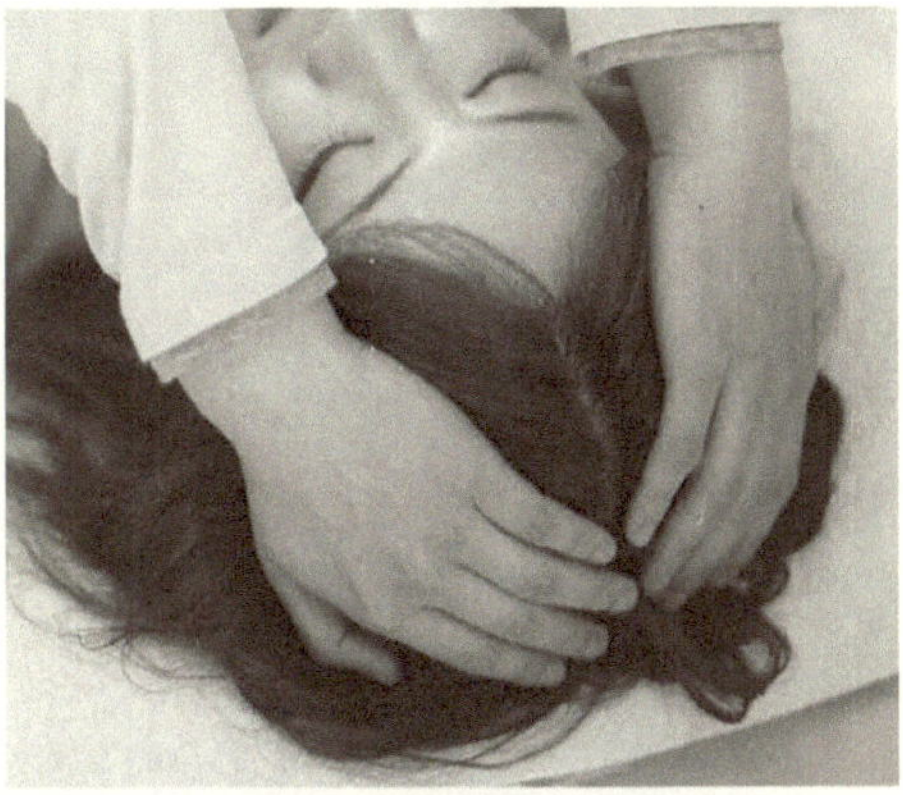

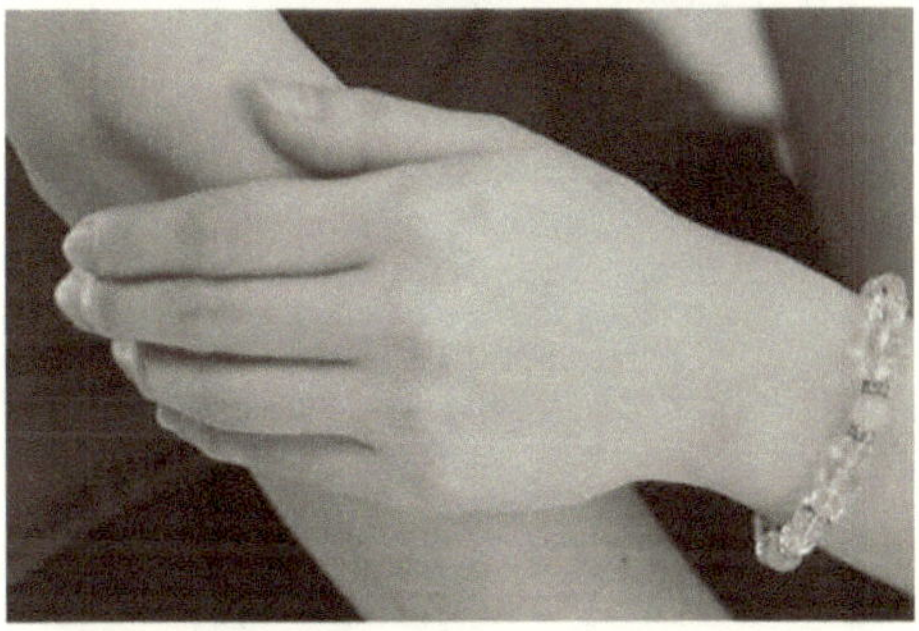

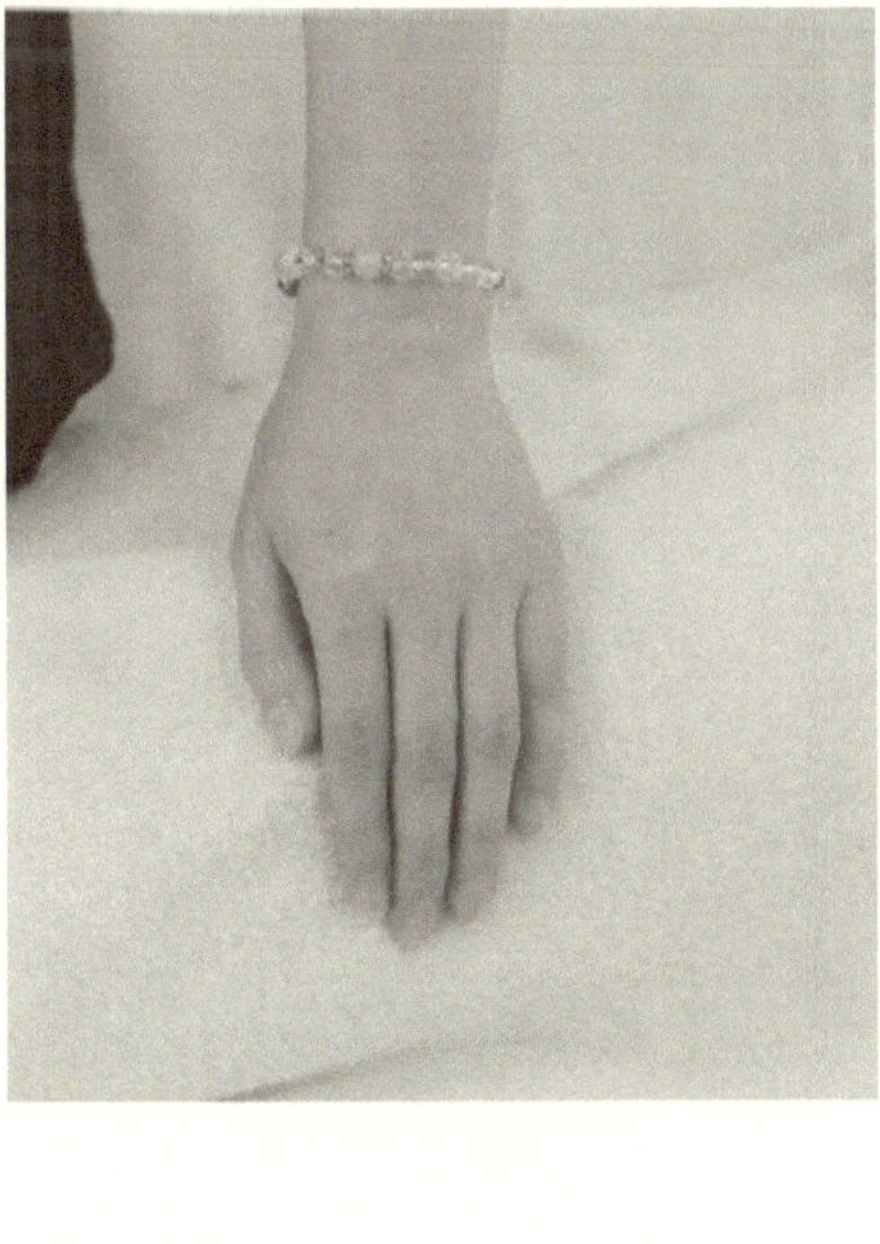

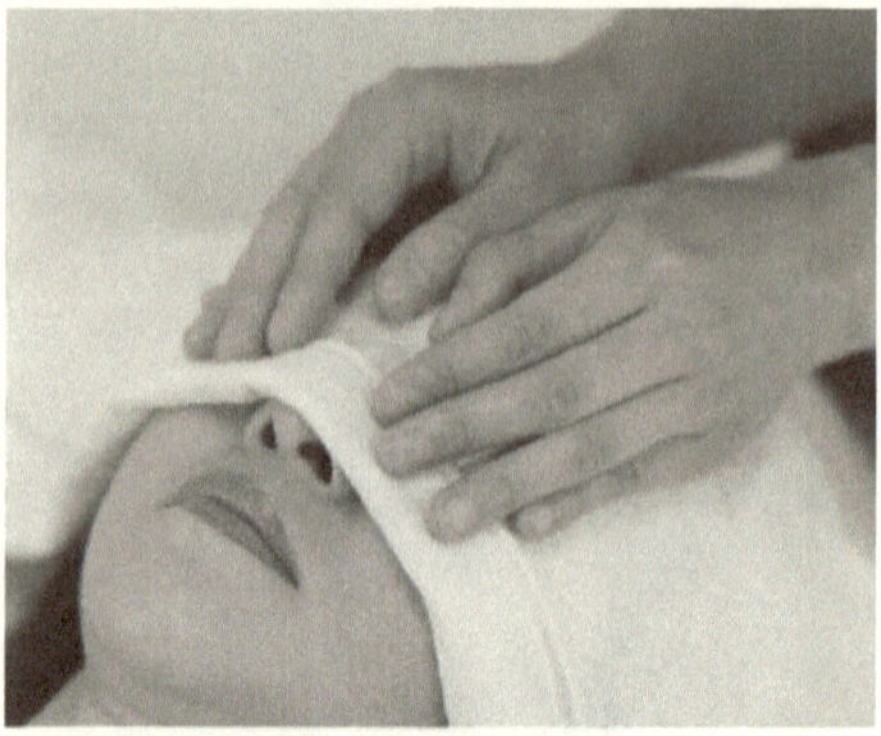

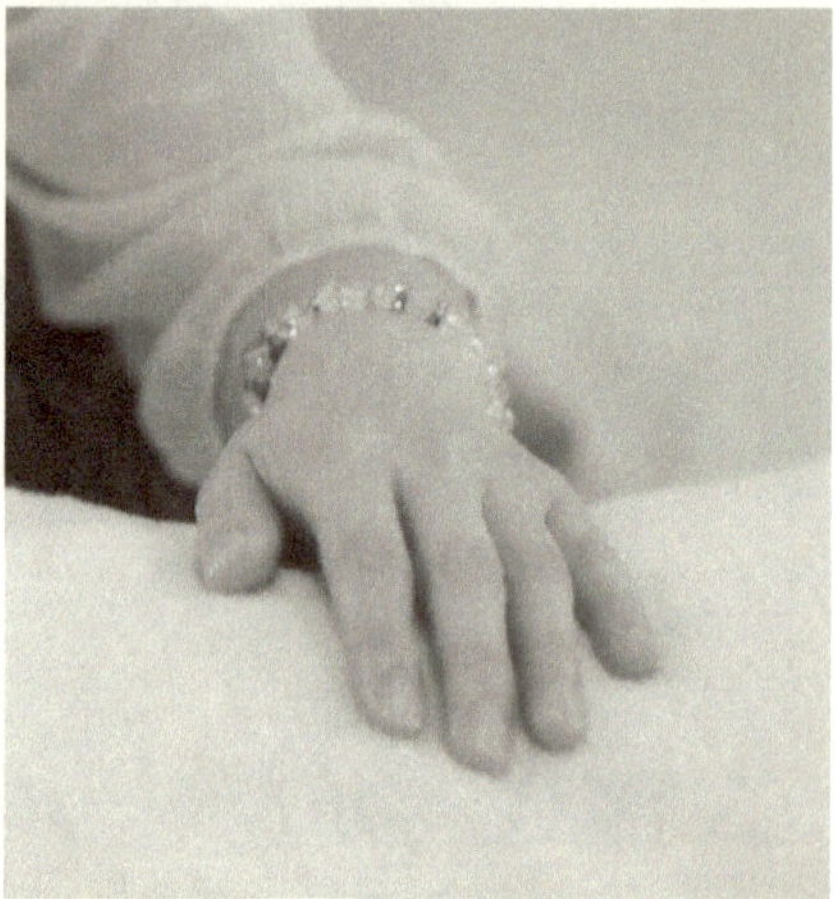

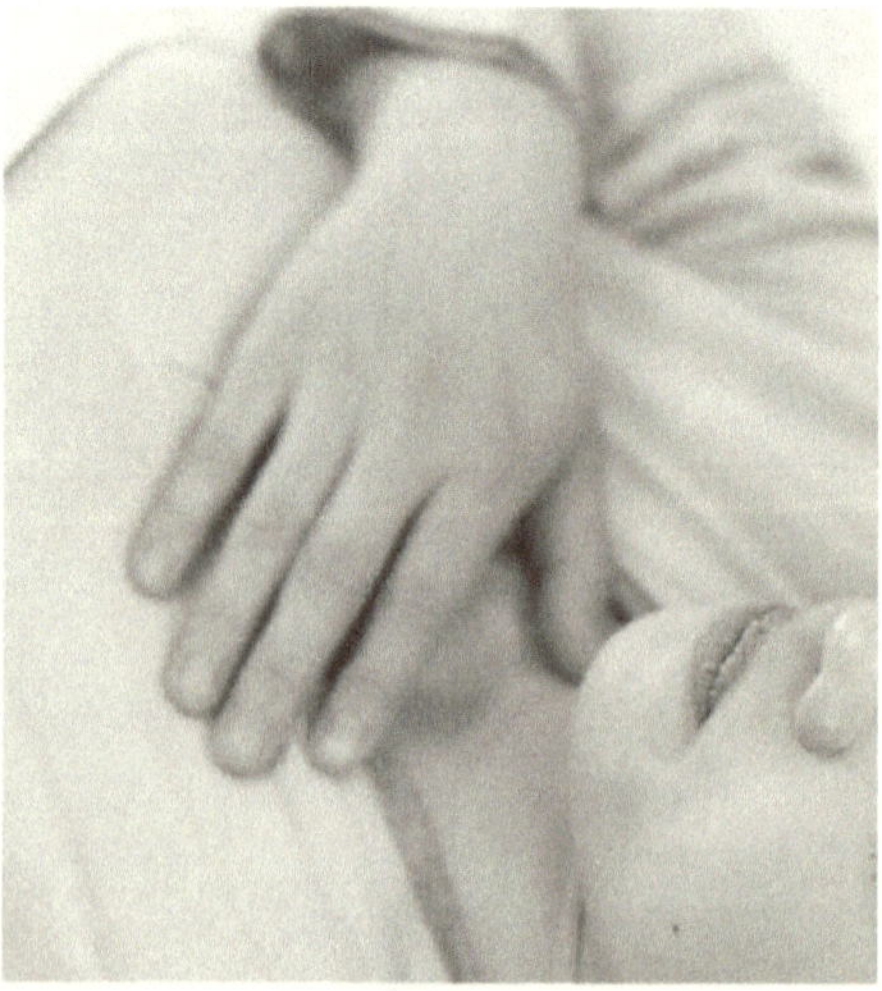

……手の圧は調整する

指からは力が抜けていた方が良いのですが、手の『圧』は軽ければよいというものではありません。体の箇所によっては、密着気味に手を当てたほうが、受け手が気持ち良く感じる場合もあります。（でもそのときも「指」は力が抜けています！）　箇所による目安としては、

□ うんと軽い方が良い	顔面

□かなり軽い方が良い	胸
□軽めの方が良い	お腹　頭
□少し密着	肩
□わりと密着	背中　腰
□しっかりと当てて良い	ヒザ　ヒザから下　足裏

これが一般的な指針ですが、結局の所は、受ける人の好みですので、初心者の人はいつも受ける人に
「手の圧はどうですか?」

「もう少し強い方が良いですか」

「もう少し弱い方がいいですか?」

と、確認しながら手を当てて下さい。少し圧をかけるときでも、指からは力を抜くようにして、手首や腕の方で圧を調整するようにして下さい。

……触る瞬間はソフトに

手を当てる際には、ドンとか、ポーンとか、乱暴に当ててはいけません。どうせ家族だから、どうせ亭主だから、

といい加減にしないこと。相手の体1cmぐらいまでは、サッと手を持って行っていいですが、その後は、

ゆっく～り
優し～く
ジワ～と
ソフ～トに

当てていって下さい。とても上手な人から手を当てられると、その瞬間だけでも優しさが伝わってきて、本当に癒されます。これは本当に本当ですよ！　レイキが大部分の仕事をしてくれるとはいっても、相手の人を大事に思う、思いやる心は常に大切ですよね。

……手を離すとき

そして手を離す時は、パッと急に離してしまうと、受けている人は「ナンダ、この人早く終わりにしたかったんだ」って感じてしまいます。離す時は、

まず手の圧をゼロにする
そしてゆっく～りと離す

このように離すと、受けている人は「なんか大事にされているなぁ・・・」って感じて、これも癒しの効果があ

ります。手を離す時は、無意識で離すのではなく、このように意識して丁寧に離してみて下さい。

………移動するとき

肩こりなど、1箇所をレイキして、すぐ隣接した箇所へ移動する場合もありますが、この際に、

手をつけたままで移動してはなりません！

手をつけたまま移動すると、相手の体をまさぐっている感じになって、受けている人は気持ち悪る〜く感じます。「なんか、いじくられてるなぁ〜」って感じになってしまいます。ですから、ほんの近くでも、位置を移動する時は、僅かに浮かす程度でよいですから、接触を一旦断って、移動して、そしてまた手を当てるようにします。

………受け手は何をしていても

すでにお伝えしましたが、レイキは受けている人の状態とは全く無関係に送れます。相手は、

テレビを見ていても
読書をしていても
食べていても
話していても
ゲームをやっていても

勉強していても寝ていても

何でもかまいません。出来るだけ、気軽にやってあげればよいです。ただ、仕事している時に、こういう優しいエネルギーが来ると集中できない場合もありますから、その辺はＴＰＯで。相手の意向に沿って行えばよいでしょう(^_^)/

以上で、他人に手を当てる時のノウハウはかなりお伝えしました。これだけ知っていれば、上手に使っていける下地が出来ましたから、最初は難しいと感じても、私がここでお伝えしたように実践していけば、徐々に体でコツがつかめていって、レイキをしてあげやすくなるでしょう。

R	C
４歳の息子が先日高熱（おそらくインフルエンザ）を出しました。タミフルではなく麻黄湯という漢方を処方してもらい服用させ、眠っている間にできるだけ、後頭部や頚部、背中などにレイキをしていました。熱の下がり方は緩やかで平熱に落ち着くまで一週間くらいかかりましたが、食欲も順調に回復し、咳や鼻水などひどくなることなく今では元気にしています。	無事に経過できてよかったですね。時間をどれ位レイキしたのかわかりませんが、しっかり使っていくと、もう少し早く回復してもおかしくないのです。皆さんも、レポート頂くときは、何分を何回ぐらいやったと、レイキの時間・頻度・回数を教えて頂くと、正確なアドバイスが可能になります。

R	C
主人が運転している車の助手席に乗っているとき、手のひらがじんじんと温かくなってきたので、「手、めっちゃ温かくなってきた」と言って、主人の肩に手を置きました。ダウンを着ていた主人は「眠たいしちゃうん。でもぶ厚いしわからへん…、いや温かいわ」と驚いた様子。主人は何も言うこともなく、嫌がりもせず、目的地に到着するまで5分くらいそのままにしていました。その後、私に対して少しやさしくなった気がします（笑）。でも運転中のレイキは危険でしょうか？	家族にレイキを使うと、お互いに感謝の気持ちが出たり、関係が穏やかになったりします。その点はよかったですね。ただし、眠くなりますから、運転中のドライバーにはレイキしないようにして下さい。

R	C
眠っている主人へ、頭と胸に手のひらを当ててみました。じわ〜っと温かい感触があり5分くらいそのままにしていました。いつもなら前夜のイライラを翌朝に引きずっていることが多いのですが、レイキした次の日の朝は、穏やかだった気がします。	5分は短いです。10分以上はやってあげた方がよいです。それで、もっと効果が顕著になると思います。

R

膝の悪いおばへ。一ヶ月ほど前、「気功みたいなの習ったし膝にしてみようか?」と言ったところ、「いいわ、忙しいし」と断られました。仁科先生がおっしゃるように自分で怪しくしていたんだと思います。第7、8回の講義を読んで、もう少し楽な感じでやってみようと思い、今日飲食店で横並びに座ったとき、おばが痛そうに左膝をさすっていたので、「膝痛いの?」と言いながら右膝に手を当ててみました。すると、数秒後に「えらい手温かいなぁ。気持ちいい、病院で電気当ててるときみたいやわ。えっ何これ?ハンドパワー?」といろいろ聞かれました。その後家に帰ってから、椅子に座ってもらい、左右膝の表裏を挟むようにして、いろいろな話を聞きながら30分くらい手を当てていました。

C

素晴らしい! まさに皆さんに実践して頂きたい、そのままの形で手が当てられましたね。近しい関係でしたら、そんな感じで、パッと手を当ててしまえばよいのです。そして、そのようにハッキリした体感があると、もう信用してもらえますから。時間も十分に当てられてよかったです。

R

最近は、何かに手を当てていないともったいないような感じがして、メールなどを読んでいるときや、テレビを見ている時間などを利用して、自分やパートナーにちょこちょこ手を当てています。まだ、彼以外の人にレイキできていないので、少し焦っています…

C

そうですね、もったいないですよね(笑)。そういう感じで、ながらでどんどん使うのが、効果が出るものです。それでやっていって下さい。パートナー以外にも広げられるといいですね(^^)

R

友人と寺院へ行き、ある場所で座っていたとき、私の手がぴりぴりしてきたので、少し勇気を出して「ちょっといい?」と友人の背中へ手を当ててみました。「手が温かい…というのとは違うような温かさを感じる」との感想が聞かれ、1~2分程度で、「ありがとう。もういいよ」と目で言われた気がして、手を離しました。後から、手を離された後もしばらく温かさを感じていたこと、もういいよとサインを送ったのは涙が流れそうになったからだと、話してくれました。手を離した後、友人も自分の手にぴりぴりを感じていたようです。心身ともにかなり弱っていた友人ですが、翌日「少し強くなれた気がする」とメールをくれました。

C

直感的に、とてもいいタイミングで手を当てられて素晴らしいと思います。但し、1~2分程度では、単に気安めになります。もちろん、気安めでの効果もありますが、本当はもう少し当ててあげられたらいいですね。
それから、レイキを受けて涙が出てくる場合もありますが、それはとっても良いことなんです。心で蓋をしていたものが、気持ち良く開放されるのです。もう少し当てていたら、さらにメンタルな効果があったかもしれません。相手が泣く、涙が出るということを、完全に肯定的に受け止めて下さい。

R
相手に手を当てる時、肌に直接当てるほうがよいですか？ 服の上からでも構いませんか？ 自分では直接当てている時のほうがピリピリジンジンし、暖かさも激増します。

C
服の上からでも全く同じです。タオルをかけているぐらいでも、変わりありません。直接当てる必要は全くないです。和服の上からでも同じです。

Q
相手が隣にいたりする場合、自分の片方の手だけを当てているのは大丈夫ですか？

A
もちろん、それでいいです！ そのスタイルは、気軽にレイキするのは非常によい方法ですから、どんどん活用して下さい。

Q
アトピーなどの全身皮膚疾患の人などには、どこに手を当てたら良いでしょうか？

A
アトピーは表面上は皮膚疾患のように見えますが、実態は違うと思います。皮膚に根本の問題があるわけではなく、体の内部に問題があります。対症療法的には、一番悪い部分に手を当ててもよいですが、他の部分に発疹が出てきます。レイキでどのようにするか、長くなるので、ここを見て下さい
http://messia.com/reiki/atopy/

Q 手を当てている時、リラックスし過ぎ?て自分も眠くなってしまう事が良くありますが、眠ってしまったら効果は無いのでしょうか?

A 100%確認はしていませんが、送る側が完全に眠ってしまうと、あまり出なくなるようです。そもそも、完全に眠ってしまえば手を当てている事が出来なくなりますし。↑ これはあくまで、レイキをするほうの人のことです。受ける人は睡眠中にレイキをしてもらっても、効果は起きてやってもらうときと変わりありません。誤解のないように。

Q 両手を重ねて置くと、片手だけのときよりも送られるレイキが強くなると聞いたことがあります。やってみても実感がないのでわかりませんが、本当ですか?

A いいえ、レイキは出すものではなくて、吸われるものなので、その箇所と対向面積が取れれば同じです。

逆に、初心者の人は、両手を使うとどうしても気持ち的にガンバッテしまう傾向になり、逆に疲れてしまうので、初心の人は両手は重ねないのがお薦めです。

Q

頭頂がチリチリすることがあります。発霊法をしているときはいつも感じます。ヒーリングをしているときは、時々、切れぎれに感じます。レイキをしていない時に感じることもあります。今では殆ど気になりませんが、この頭頂のチリチリは、レイキが頭頂から流れ込んで（または流れ出て？）いるのを感じ取っているだけのこと、と解釈していいですか？

A

そうですね、その解釈でよいと思います。ただし、レイキを使っているときは頭頂だけから入ってくるのではありません。体のいろいろなところから入ってきます。その点誤解の無いように。ただ、頭にレイキが流れると、その人のメンタル面にプラスになるので、とても良いことです。

Q

友人は年末から不安定な状態で、自分の抱えているストレスを手放さないといけないと感じながらも、なかなかうまくいかずに苦しんでいます。もし今の私にもできることがあれば、アドバイスいただけると嬉しいです。

A

普通に、頭部や胸部にレイキをしてあげて下さい。自分で具体的に相手の何かを変えようとしないで下さい。エネルギーだけ送って、相手に任せる、これがレイキの基本です。いろいろなテクニックのことは忘れて、まずこの基本に沿って、単純にレイキを使って下さい。さらに、メンタルな問題は早く治そうとしてはいけません。変化するにはその人なりの適切なスピードというものがあります。結果も速度も、すべてレイキと相手に任せることです。

Q

子供の甲状腺の値が高くて、喉をしょっちゅうならすので、喉にレイキを当ててみたのですが、すぐに動いて、同じところに当てることが出来ません。当てている間も、何も感じることは出来ませんでした。

A

お子さんへのレイキは、8回目の配信に詳しく書いてありますが、再度ご説明いたします。子供は気に対し敏感な場合もあるので、以下のように徐々に慣らしていきます、

(1)最初は、手を直接当てないで、20~30cm離して、相手の様子見ながら徐々に近づけていく。嫌がらない距離で手かざしで送る。嫌がらなければ直接当てる。

(2)レイキを送る箇所は、最初は患部は気にしないで、(頭部から遠い)足、脚、腰、背中、お腹などから始める。

(3)以上の方法で始めて、レイキや手を当てられることに慣れてきたら、時間を延ばしたり、頭部に近いほうへ移動していく。

（４）以上の方法で慣れてきたら、患部に直接に当てていく。
（５）それでも、子供はジッとしているのが苦手なので、本を読んでいるとき、テレビを見ているときなどに、「ながら」で、どんどん手を当てていって下さい。
（６）それでも、長い時間出来ない場合は、子供が寝ついたあとに、添い寝をしながら手を当てていきます。

■甲状腺の問題■　レイキは甲状腺の異常に使っていけます。特に、お子さんであれば正常に戻る可能性も高いです。一般的に、甲状腺も含めて自己免疫疾患は、メンタルな問題が主な原因ですので、そこにアプローチしないとダメです。お子さんの学校環境、友人関係、親との関係、過度の勉強、塾環境、それらを総点検する必要があります。ストレス源を見つけて、それらを解消していくことから始めて下さい。
レイキをする際ですが、頭部へのレイキが必須です。それによって、ストレスが軽減します。頭部を主に、患部は副に考えて下さい。

レッスン11 《その他、気になりそうな点》

今までお伝えしていなかった細かい点をお伝えしていきます。

……相手の反応

レイキは大抵の人は、受けると「暖かい」とか「気持ちいい」って感じますが、全く何も感じない人もいます。これは、

◎一部の男性のように、自分の体の感覚に素直でない人（笑）
◎薬や鎮痛剤を多用していて治癒反応がゆっくりな人
◎代謝がすごく下がっていて治癒反応がゆっくりな人

こういった人達はレイキを受けても、あまり何も感じない場合があります。しかし、それと効果は全く別！

レイキの効果は、受ける人の感覚とは全く独立です。受ける人が、何も分からなくても効果はあります。ですから「わからない」と言われても、それで止めてしまう必要は全くない。（相手が寝ている間にレイキしても同じなんです）

相手から色々反応をもらうことは、それはとても嬉しいし、良いことなんですが、それがなくても、レイキはちゃんと相手に作用します。ですから、レイキをしてあげている時に「どう感じているんだろうか？」って、余り気にしないように。とにかくレイキを流せば、何らかの変化や効果が起こるのです！

……信じてもらう必要はない

レイキを受ける人は信じている必要は、全くありません。逆に、どんなに疑っても、変に思っても、文句を言われても、受けてさえくれれば効果が出ます。相手の人には**「まずは信じてもらえないだろう」**という前提でやってあげれば、何の葛藤も起こりません。

「どうぞ変に思ってください」
「どうぞ疑ってください」
「どうぞ怪しく思ってください」

そんなオープンな、アッケラカンとした気持ちでいれば良いのです。逆に、そういった謙虚な心持ちでいたほうが、信じてもらえます。謙虚でいることは、初心者でも、大ベテランでも、とても大切なことです。常に、謙虚でいるように努めてみて下さい。

……自分から出ているか

皆さん発霊法などで練習したり、自己ヒーリングして、ある程度は「何か出ている」という感覚があるかもしれません。それは、それで素晴らしい！　でも、自分からレイキが出ているかどうかは、分かっても分からなくても、何の影響もありません。何も分からなくても、ただリラックスして手を当てていれば、事は起こります(^_^)/

私もレイキを始めた時は、それがとても気になりました(笑)。しかし、レイキを使っていって、徐々にですが、色々な効果や、相手からの反応をもらえるようになり、もう途中から、そんな事はどうでもよくなったんですね。

最初から「出てるか？」ってあまり気にしても、何のメリットもありません。そして、ある程度経験を積めば、それには意味がないことが分かってきます。ですから、最初から気にしないというのが一番正解なのです。

……調子の良い悪い

初心者の場合は、日によって調子の良い日（レイキがたくさん出る日）と調子の悪い日（レイキの出が悪い日）があります。これは、身体的な状態やメンタルな状態のためです。最初の頃は、些細なことで影響されやすかったりします。ですから、手を当てていて「どうも、今日はいつもと違う」「今日は、どうも相手の反応が悪い」と感じる日がでてきます。（人によっては1日の時間帯で、そういう違いを感じる場合もあります。）

このような、ムラ・波は、初心者の場合はあるのが普通です。そういう日は**「今日は調子が悪い！」**と割り切って、開き直って、心配しないというのが最もよい対処法です。「もう、レイキが出なくなってしまうのではないか・・・」と心配する必要は一切ありません(^^)　ムラや波は、レイキを日常使っていくと、徐々に減っていって、だんだん安定するようになりますので、何も問題はありません。

……手は冷たくてもＯＫ

手の温度と、レイキの出る出ないは、絶対的に結びついているわけではありません。手が冷たくてもレイキは出ます。冬場など、どうしても手が冷たい時があるはずですが、そんなときでも気にせずに、どんどん当てていけばいいです。

手が冷たい時は、直に肌に当てると受ける人はヒヤッと感じてしまいますから、そのときはタオルや布を肌に当てると暖かく感じてもらえます。手が冷たい時でも、服や布を介せば、受けている人はレイキの作用で暖かく感じます。レイキを受けたことのない人が、初めてレイキを受けて、とても熱く感じると「これって、手の温度じゃないの？」と思って、送り手の手を触って確かめたりする時もありますが、そのとき意外に手が熱くないのに驚いて「えっ、なんで？？」と驚く時があります。そうなれば、レイキをバッチリ理解してもらえますね(^_^)/

……片手？ 両手？

手を当てるのは、片手だけでもよいし、それは左右どちらの手でもよいです。片手を使っていて、体勢が疲れてきたら、左右の手を替えればよいです。両手を使っても良いのですが。体勢として、両手を当てると疲れやすくなりますから、無理をして両手にしないように。必要な時だけでよいです。

R

私自身仕事をしていたり、子供も習い事等で忙しく、ゆっくりレイキをしてあげる時間がとれないでいます。先日教えていただいたような手順ではなく、ただ布団の中でお腹に手を当てて寝ていました。ある時、両手から炎のような明るいオレンジ色の竜巻のようなエネルギーの帯がお腹にギュンギュン入っていくイメージが目の裏に浮かびました。イメージは力強いのに心地よかったです。他人に当てるときにそんなイメージだと怖いなーと思いますが…

C

自己ヒーリングはそんな感じで大丈夫です。私自身も、布団の中で寝ながら使う事は多いですよ。「竜巻」の時は(^o^)、おなかが沢山レイキを吸ってくれたのでしょうね。他人の時にそう感じても、何も怖いと感じる必要はないですよ。心地よかったのですから、大丈夫！

R

受験生の娘、センターが終って一段落でゲームをしていた最中ですが、肩凝りと頭痛があり、後ろから手を当ててみました。本人は別に何も…という感じでしたが、私の手はある瞬間、発霊法をした時のように手が大きくなって娘の首に吸いつけられたような感じがしました、またやってみたいと思います。

C

それは、その部分にレイキが沢山流れたのだと思います。そのまま、10分～15分と手を当てていれば、ご本人にその場で実感がなくても、コリは取れていきます。頭痛は色々な原因がありますが、このご様子では首が凝っていて頭痛になっている可能性があります。手を当てるのを、耳の下から首にかけての範囲を試してみて下さい。

Q

第7回で、当てているアバウトな時間等についての記載がありましたが、他者へレイキをかける場合は、自分に流れるレイキのパイプ?が太くなるように日々実践していても、相手の吸うレイキの量は変わらないので、時間の短縮（効果の始まる時間）ということは起こらないと考えてよいでしょうか?

A

いいえ、そうではありません。これは普通の物理法則と全く同じと考えて下さい。つまり、流れるレイキの量とは：

◎その箇所が、どれぐらい吸おうとするか

◎送る側のパイプの太さ

の2つで決まります。同じ程度に吸おうとしている箇所でも、細いパイプをつなげば、少なくしか流れませんし、太いパイプをつなげば沢山流れます。ですから、同じ問題箇所に当てても、パイプの太い人と、パイプの細い人では、効果が出てくる時間が違ってきます。当然、パイプの細い人では長い時間手を当てていないといけません。レイキを沢山使って自分のパイプが太くなっていけば、効果が出る時間も早くなります。（本書に記載した時間は平均的なものと考えて下さい。）

しかし、いいですか、誤解しないで下さい！パイプの細い人でも長い時間当てていれば、同様に効果が出てくるということです！ですから、初心者でもちゃんと効果を出すことが出来ます。

R

（以下は、良い体験をされたので長めに転載します）

パートナーの母です。右手に麻痺している部分があり「ちょっとしたヒーリングを習っているんだけど、普通に話しをしながらできるから、もしよかったらしばらくそこに手を当てていてもいいですか？」と聞いて了解を得てから、横に座っている彼女の首の下の辺りに手を置きました。

（【仁科】 ヒーリングという上手い言い方で、受けてもらえてバッチリです。）

すると、あらたまって私の方に背中がしっかり向くように座り直し、背筋をシャキッと伸ばしてきたので、「今まで座っていたように、普通に楽にしていていいですよ」と言って、元に戻って貰いました。

(【仁科】とても適切な指示ですね。受け手もリラックスしてもらうのがイイです)

手を当て始めて数秒後に、私の手が「アイロン掛けたように熱い！これ以上熱くなって、火傷とかしないの？」などと大袈裟に言いながらも楽しんでいるようでした。とてもお喋りが好きな人なので、彼女が話すのを聞きながら手を当てていると、あっという間に30分以上経っていました。

(【仁科】最初からバッチリ送られていますね。受け手の人がどうしても話したいようでしたら、それは話してもらっていて結構です。時間も十分に出来てますね！)

少し手が疲れてきたので、手を離して休めながら、感想を聞いてみると、私が当てている手の熱さは大分減ったけれど、そういえば右肩が痛いような気もするというので、話しを続けながら更に40分程、右肩にもレイキをしました。

(【仁科】1箇所が良くなると、他の箇所が気になってくる、あるいは違和感がわかるようになるという現象はわりと少なくありません。)

その間、彼女は「熱い」、「右腕がピリピリする、これ正常？」、「右手の痺れていた箇所が熱い」などといって不思議がっていました。終わってから感想を聞いた時は、ある小さい部分を除いて、残りの箇所は感覚が戻っていると言って驚いていました。

（【仁科】受け手がそれだけ実感があると、レイキのことを理解してもらいやすいですね。そういう意味でも、症状のある人、体調が悪い人にレイキを試すのが分かりやすいのです。効果もバッチリ出ているようで、何よりでした！）

でも、驚いたのは私のほうです！こんなに感想が聞けると思っていなかったし、結果を追わない／期待しないことを心掛けるようにしていたので、嬉しくてたまりませんでした。

（【仁科】それで良いのです。「結果を追わない／期待しない」そういう謙虚な気持ちで手を当てたから、良い結果が出たのだと思います。皆さんも、いつも謙虚な気持ちで相手に接して下さい。）

彼女が気にしていたことは、レイキが悪い影響を与えることはないかということです。（彼女曰く、魔法やヴードゥーのように(！)他人に故意に害を与える、送り手の悪い気を貰う、といったことです。）私がした説明は、「このヒーリングをして何か変化があるとすれば、良いことしかない。悪いことは一切起こらない。私自身の気ではなく、自然の中にある癒しのエネルギーが送られるから安全。」という内容でした。

（【仁科】そうです、あとは「これは自然なエネルギーで、もともと誰の体にも多かれ少なかれ流れているので、意図もないし、害もないし、体が必要としている分を補うだけだから」と言うと良いです。

Q

やはり心配事を抱えていると、レイキが出にくくなるのではないかと思うのですが、そんなときにこうするといいなど、何かアドバイスがあれば教えていただけますでしょうか？

A

発霊法を20分以上やってみて下さい。ある程度落ち着いてきたら、他人にどんどん使いましょう。講座でも繰り返しお伝えしているように、他人にレイキすることで、自分にもレイキが流れて心が穏やかになります。少々の心配は、手を当ててレイキを始めれば、収まっていきます。

Q

自分のパイプを太くしていくのに、ある程度の限界というのはありますか？ また、パイプが太くたくさんレイキを流せる人だと、短時間でもより効果が得られやすいのでしょうか？

A

初心の方は、今のところ、「限界」とは関係ないと思って、使って行って下さい。「時間」に関しても、余り気にしないように。「早いほうが良い」という考えは、必ずしも正しくありません。「早く治そう」という気持ちを捨てて、手を当てていればよいです。初心の方にとっては、焦る気持ちはマイナスになりますので、出来るだけ気にしないようしていたほうが、結果的に上手くいきます。

Q

ストレスや緊張からくる過敏性腸症候群の人には、どこに手を当てると効果的ですか？

A

このケースではレイキが多く実績があります。まずは、頭にしっかりレイキを送る。60分位になっても良いですから、しっかり頭にレイキする。それから、患部の腸です。患部はヒビキを見て、当てる箇所を最適化する必要がありますが、お腹で位置を変えて、いろいろ当ててみて、特に熱く感じる箇所を重点に、熱さが収まるまでレイキをして下さい。

Q

メンタルなもの、例えばトラウマや恐怖症、不安障害などにはよく瞑想やヒプノセラピーなどが勧められていますが、これらとレイキを併用して治していくというのはどうですか？ それとも、レイキ一本でじっくりやっていくほうを勧められますか？ その場合は、どのように手を当てるのが効果的ですか？

A

レイキには、○○と併用してはいけません、というものが一切、一つもありません。いろいろなものと併用して、相乗効果が期待できます。瞑想、ヒプノもどんどん併用していって下さい。手を当てる箇所は、頭と胸です。

Q

この講座で教えていただいた方法で、自分や家族、友人のメンタルにレイキすることは可能ですか？ またメンタルにレイキすることは、相当な時間を要するものなのでしょうか。今の自分を変えたいです。

A

通信講座の範囲では、肉体的な問題でも、精神的な問題でも、大きな差はありません。精神的な問題は、とにかく頭にレイキをします。人によっては胸が効果がある場合もあります。手を当てている時間も、これまでお教えしていること同様です。軽いメンタルな問題でしたら、30分レイキを数回すればかなり良くなるでしょう。しかし、ハッキリしたウツ病などの場合は、1時間以上を10回、20回と重ねて、期間も半年～1年と長くかかります。 **http://messia.com/reiki/clinical/mental.php**
ご自分の場合は、今の段階では、気持ち良いと感じられる頭や胸への自己ヒーリングと発霊法を、持続的に使っていけば良いです。そして、多くの人が誤解をするのですが「今の自分を変えたい」という場合でも、他人へレイキをするといいのです。他人へレイキをすると、肉体的にも、精神的にも、人間関係にも、プラスになり、自分が変わっていきます。本当ですよ！
ここも参考にして下さい **http://messia.com/reiki/spiritual/**

Q

物事を先のばしにしたり、だらだらしたり、一日中食べたり…そういう自分を変えたくて、過去や未来の自分にもレイキを送れるところにとても魅力を感じているのですが、どうにもやり方も効果もわからずじまいでした。

A

一つは心の癖に対するアプローチです。かなり応用的な技法になります。レベル2で、シンボルやマントラの使い方を憶えて、また応用的な「念達」の方法を習得して、それらを組み合わせたテクニックになります。

レイキは、過去や未来にも使えますが、これも応用的な技法です。レベル２で普通の遠隔を習って、遠隔が完全に出来るようになったら、過去、未来という応用的な使い方が学べます。今の段階では、発霊法、自己ヒーリング、五戒の実践、他人への手当て、を努めていけば、少しづつ良い方向へ進みます。それが出来たら、レベル１、レベル２と進んで応用的なことを身につけられると良いです。急いでも上手くいきませんが、地道に取り組めば必ず良い方向へ変化します。

R

五十肩の人お二人に別々の日にレイキしてみました。お二人とも腕が痛いというので、肩から始めて徐々に腕の方へ。それぞれ30分近くやってみましたが、一人の方は「腕が疲れるんじゃないの？」という感想でした。気持ちいいとか、暖かいという感想が聞けなかったので少しへこんでいましたが、前回のメールで感想と効果は全く別！とあり安心しました。

もう一人の方は、途中から気持ちが良く眠っていました。その人は、肩に手をおいてすぐ私の手が暖かくチリチリしてきました。痛いのは腕なので、５分程で腕に移りましたが痛いところは暖かくならずチリチリもしませんでした。肩に戻ろうか迷ったのですが、そのまま腕を20分程やっていました。こういう時は、暖かく感じるところをやってあげた方が良かったのでしょうか？　相手の方はどちらも暖かかったそうです。

C

他人へ試していただいて素晴らしい！　最初はそうやってドンドン試していくことが、とても大事です。一喜一憂しないほうがいいです。まあ、人によってはあまり反応しない人がいます。

寝てしまわれたのはそれでOKですね。実際にその場に居合わせてみないと正確には判断できないですが、多分、暖かくチリチリしていた肩をしっかりやってあげた方が良かったかもしれません。五十肩のように、肩が悪いとその影響として腕に痛みを感じる場合もありますが、大元は肩なので。その辺の判断は、経験を積めば分かるようになってきます。

R

母のその後です。肘はすっかり良くなり、腫れ、痛み、赤みもなくなりました。今度は首と肩の繋がっているところ(首の付け根?)が痛いというのでレイキしました。25分ほどやってみましたが感想は、最初私の手がとても暖かく感じていたが、そのうち、自分の首の方が熱くなってきたので手の暖かさを感じなくなったそうです。母が「なんだかわからないけど気持ちいいので毎日やって」と言ってくれたので嬉しいです。この時、疲れてきたので右手左手と結構交代で当てていたのですが、同じ時間を片手でじっと行う方が良いですか?

C

肘がすっかり良くなって何よりでした。薬のせいか、レイキのせいか、両方かも知れません。首ですが、この例のように、相手のその部分がかなり熱くなり、当てている手よりズッと熱くなると、受けてる人は、手の温かさを感じなくなる時もあります。当てている手は、疲れてきたら、途中で繰り返し左右交代して下さい。自分が楽なほうが、レイキが流れやすくなり、上手くいきますからね。

Q

質問ですが、たとえばベッドで腰に手を当てるとき、うつぶせで上から手を当てるのと、あおむけでベッドと腰の間に手を差し入れるのとでは、効果に差が出るものですか？ 指に力を入れないという点からは、上からの方がいいような気がしますが…。

A

相手が俯せになれないとか、体勢を変えたくない、という場合は、手を下に差し入れて腰にレイキをしても良いです。ただ、そうすると疲れやすいですから、腰にしっかりレイキをやってあげたいという場合は、俯せのほうが良いと思います。

Q

心房細動が理由もなくよく起こるので困っています。試しに、霊気を心臓部の表から10分くらいやってみたのですが、かえって脈が早くなるような感じで、心臓の動きを早くしてしまうようなので止めました。心臓部へは触らない方が良いのでしょうか。

A

まずは、医師に相談されて、検査されるのをお勧めします。「理由もなく」というのは医師でもわからなかったということでしょうか？ ご年齢的(80才前後)に、自律神経が不安定な部分があるのかもしれません。心臓自身の問題があるかもしれませんが、心臓を制御しているのは自律神経なので、まずは頭にレイキを使うのが常套です。左右の手で頭を挟むようにして、送るのが良いでしょう。

心臓は敏感な臓器なので、いきなり手を当てずに、手かざしで始めて、心拍などの様子を見ながら手を近づけていきます。それで、大丈夫だったら、当ててしまって良いです。
また、高齢になると体の治癒反応が、極端に遅くなる場合が見られます。手を当てる時間は、最初30分以上を3日続けてください。それで、治癒反応が起こりやすくなると思います。

Q

昨年はじめ頃から家内の物忘れが進行してきて、放っておくと認知症になるぞと言われています。これの進行を止める霊気療法は無いものでしょうか。

A

高齢者の脳は、徐々に血流が悪くなり、様々な機能低下を起こします。いかに、脳の血流を改善するかがポイントです。それには3つ方法があります。
(1) レイキを使う。レイキは脳の血流をアップするのは、とても効果があります。出来るだけ、毎日小まめにレイキをすると、効果が出やすくなります。しっかりと、熱感が出てくるまでやってあげたいですね。
(2) 血流をよくするお薬があります。漢方もあったと思います。これらは、医師に相談して下さい。
(3) 認知症を予防する最も大事なことは何だと思いますか？ それは、頭を使うこと、刺激を受けること。仕事でもいいですし、家事もとてもプラスになります。段取りの必要な料理も効果的です。作業をすることです。そして、役割を与えること。役目を与えて、成果を感じ取ってもらう。たまには緊張感のある生活をする。何か新しいことをする。音、香り、視覚、聴覚、味覚、触覚で、良い刺激を与える。

レイキも効果はありますが、まずこの３番目のポイントが、改善・予防するための大前提になります。

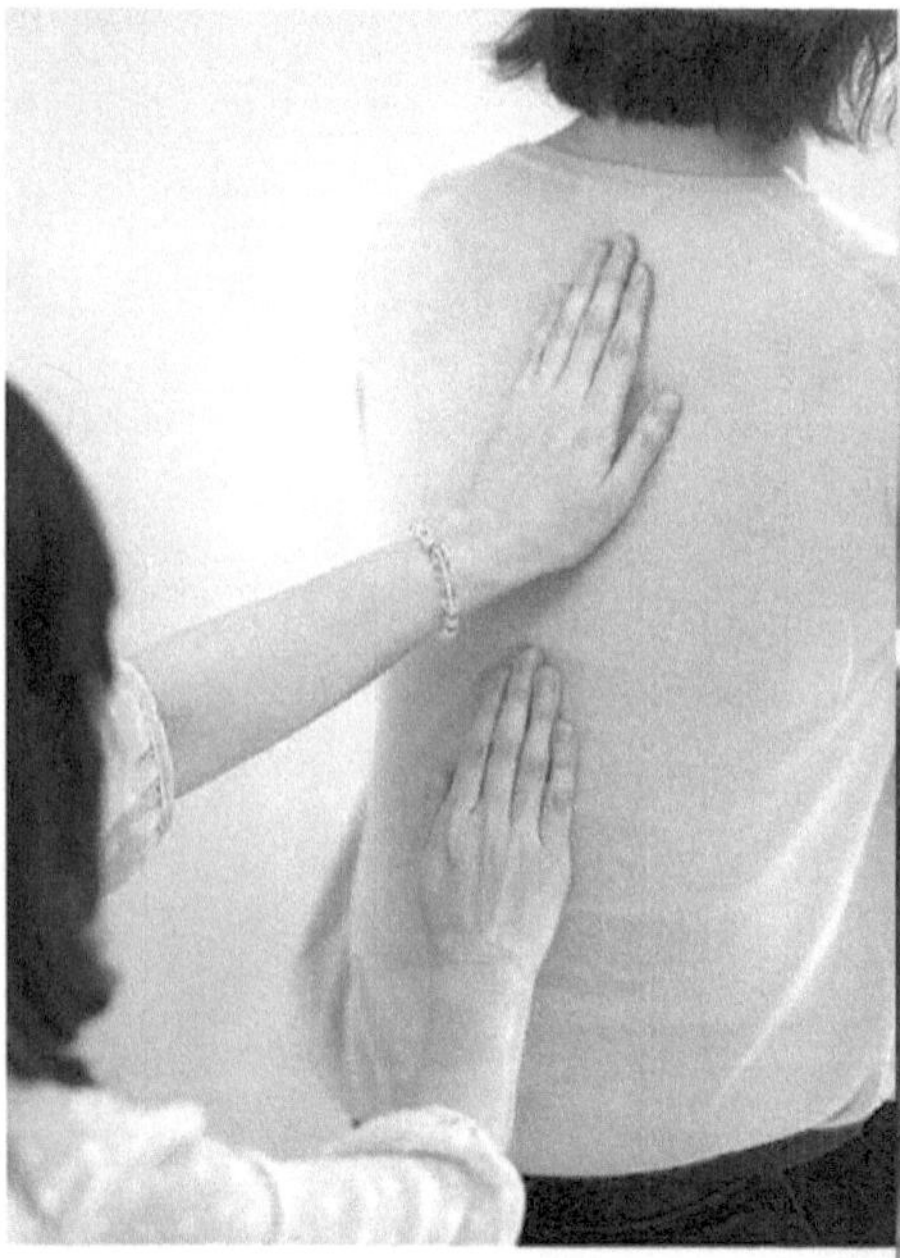

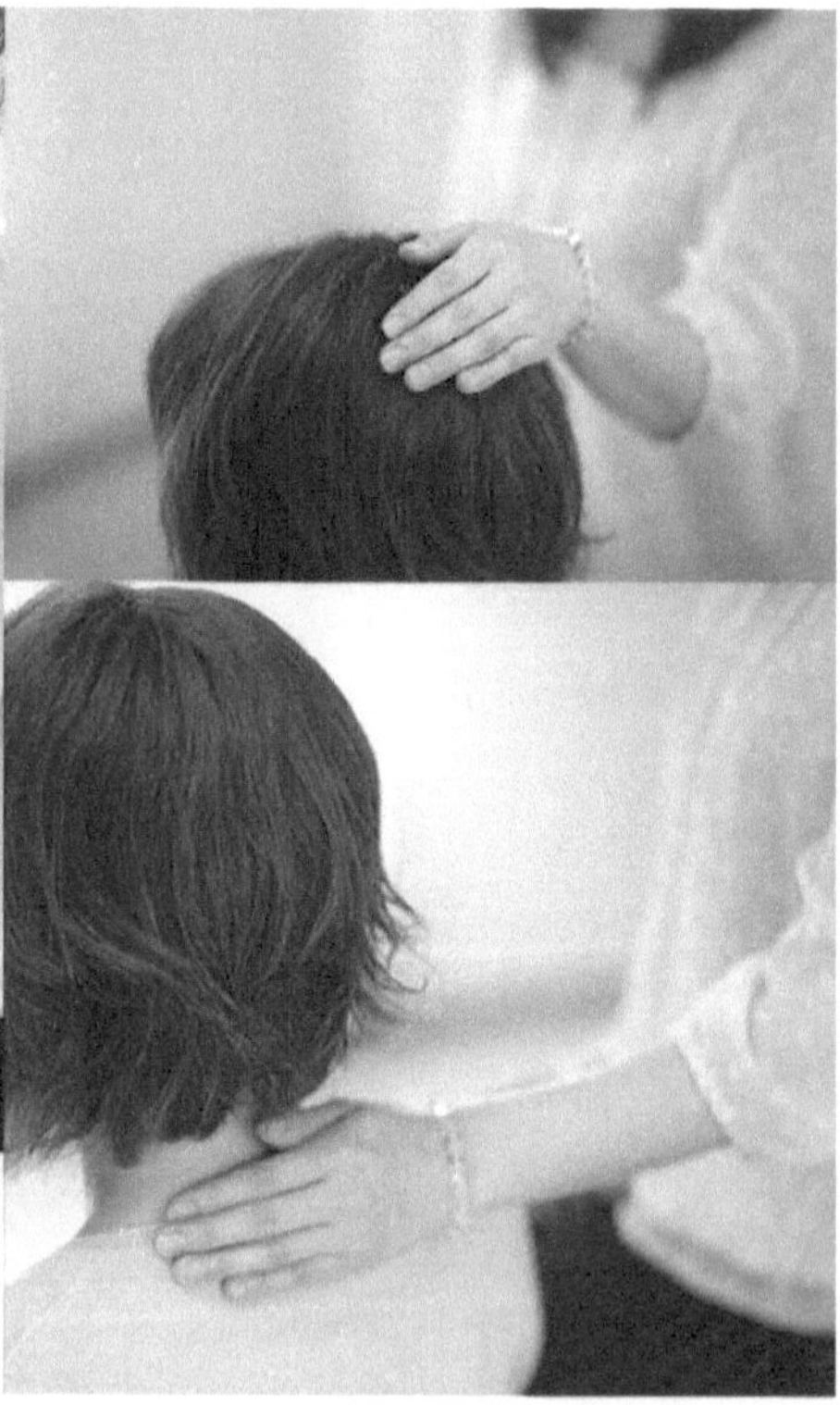

風邪の時の３ポイント

レッスン12　《応用的な知識》

最後に少し応用的なことをお伝えしていきます。

レイキの手当ての基本的な部分は、これまでお伝えしたことで網羅されています。このレッスンでは、さらに応用的な事や、皆さんがたまに遭遇する現象についてお伝えしていきます。

……手の届きにくい箇所

暇な(笑)他人を活用する方法をお教えします。レイキは、気の流れが確立していない人でも、ある程度は流れます。つまり、どんな人でも、簡易的なパイプ役になるということです。例えば、自分の背中にレイキしたいとします。で、暇なパートナーがテレビを見ているとします。読書でもいいです。寝ていても良いのですが(笑)。

まず、その人に隣に座って、その人の片手を自分の背中に当てます。そして、自分はその人の腕の付け根や、肩に手を当ててレイキを送ります。ちょうど、人間の電気回路を作る感じです。

『自分の手 ↓ その人の肩 ↓ その人の腕 ↓ その人の手 ↓ 自分の背中』

こういう経路・回路で、レイキが流れます。これで届きにくいところへレイキが送れます。本当ですよ！

……指先からのレイキ

皆さんこれまでは、手の平（あるいは指の腹）から出ているレイキを使ってきたと思いますが、レイキは指先か

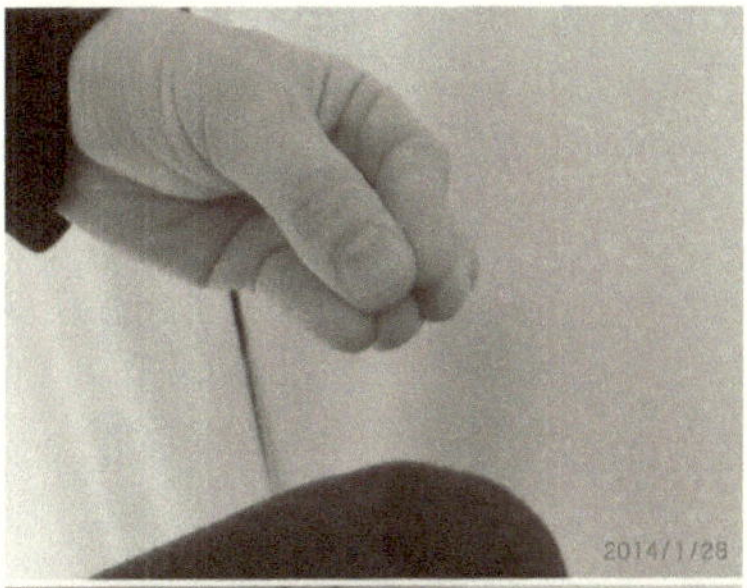

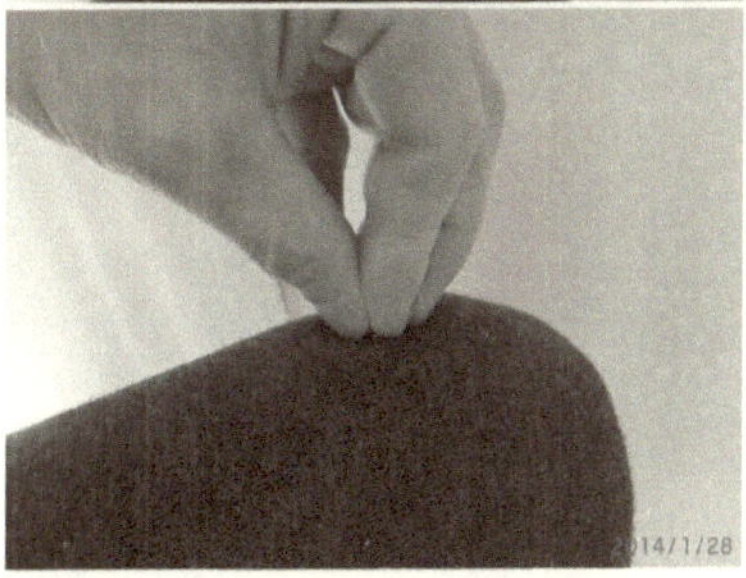

らも出ます。指先からのレイキは、細長くビーム状で出てきます。これは、問題箇所が小さい時に非常に効果的に働きます。例えば、歯が悪かったとして、手の平でべったり当てても、必要な部分に到達するレイキは多くありません。指からのレイキは、局所的な密度がとても高いので、小さい部分に効果的に作用します（単純な物理法則ですね）。

■ 指五本を束ねて使う

問題箇所の大きさが２～３ｃｍの時は、指五本を束ねて、患部に垂直に当てます。傾けないで垂直に当てます。歯や歯茎の問題から、その大きさの腫瘍に至るまで、その程度の大きさの患部なら何でも、手の平よりも、これでレイキすると良いです。

■ 中指だけ使う

とても小さい切り傷、火傷、虫刺され、口内炎などは、中指一本で仕事が出来てしまいます！ 中指は患部に、垂直に当てます。垂直に当てるのがベストです。夏に蚊に刺された時に、これを実験すると効果が良くわかります。中指を当て始めた時から、かゆみは軽くなっていき、10分ぐらい当てていると、プックリ膨らんでいた箇所が平らになって、かゆみもなくなります。

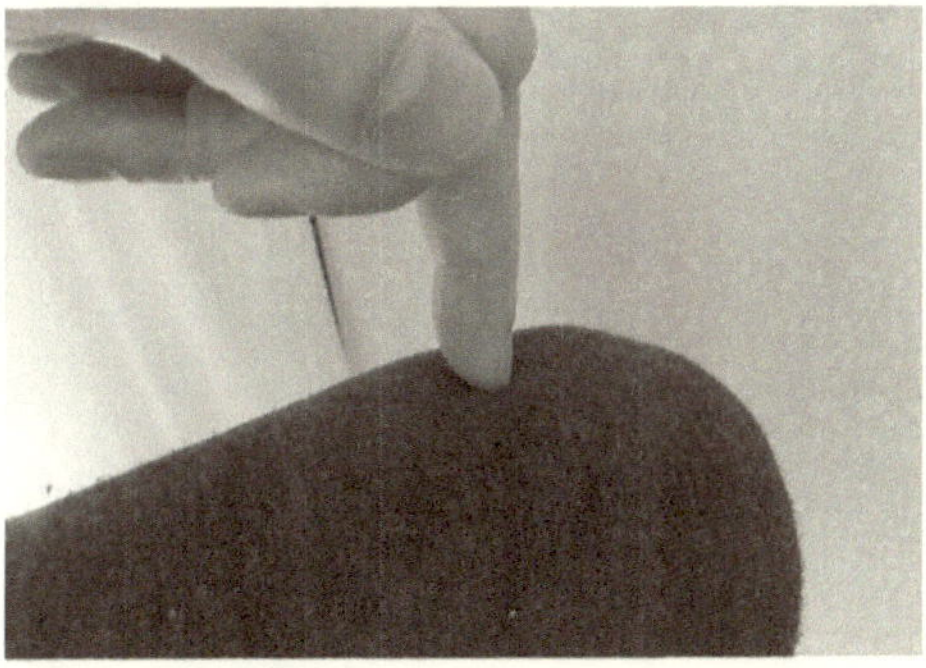

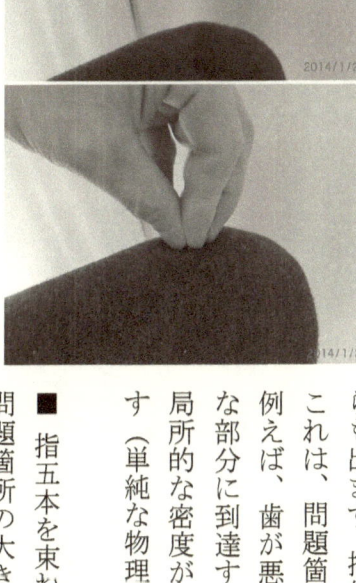

指のレイキはかなり効果的なので、覚えて是非試してみてください。

……ケガ

ケガは、**即座に！　その場で！**

その場ですぐに使うと、特効的、魔法的な作用があります。最初に、臼井先生がレイキを発見したのは、まさにこのケガに、その場で手を当てた時でした。ケガの時のポイントは、とにかく、

その場で即当てる
1分以内に当てる

すぐにレイキを使うのと、５分経ってからレイキを使うのは、治り方に天と地の違いが生まれます。

◎切り傷に即座に使うと、５分経って血も止まり、傷口がピッタリふさがる
◎打ち身に即座に使うと、普通なら青あざになって残るのに、翌日跡形もなくなる
◎火傷に即座に使うと、水ぶくれになるケースでも、翌日跡形もなくなる

（ただし、応急処置が必要なら、まずその処置を！）レイキを日常的にケガに使っていくと、こんな事は当たり前になってしまいます。最初は感激して驚いても、そのうちそれが全く当たり前になって、何とも思わなくなるぐらいです。とにかく、これは騙されたと思って、

試してみて下さい。当てている時間は、そのケガの重さ次第です。

外でケガをして土や泥が付いている時、ガラスの破片があるかもしれない時、そんなときは一回水で流したほうが良いですが、そうでなければ絆創膏や薬を取りに行くのは後回しにして、とにかくその場で手を当てるようにして下さい。小さい箇所の場合は、前記の指のビームを使っても良いです。

手を当てる時間は、ものすごく幅があります。

ものすごく軽症だったら、数分から5分でも十分な場合もありますが、30分、1時間と長くかかる場合もあります。それはケースバイケースです。私の受講生で、車のドアに指を挟まれて、大変な状態になったのを3時間！ぐらいレイキをして、翌日何ともなくなっていたというケースもあります。

火傷では、一旦冷やしても良いですが、ズッと冷しつづけなくてもいいです。火傷は、直接手を当てていると、痛みが出てくる時もありますから、1㎝ぐらいの手かざしにするか、指ビームを使ってもいいです。痛くなってきたら、また水で冷やして、『水↓レイキ↓水↓レイキ』のように繰り返しても良いです。

もちろん、必要だったら病院へ行って下さいね！でも、まずその場でレイキです！！

『ケガ 即↓ レイキ』 もう頭の中に植え付けておいて下さい(^○^)/

ただし！出血の多い場合、骨折の場合、熱中症の場合、心肺停止の場合、テンカンの場合など、応急措置が必要な場合は、まず第一に応急措置を完了して、必要であれば救急車を手配することをしてください。いきなりレイキをしないで、適切な緊急処置を行って下さい。そして、落ち着いてきたらレイキを使う。例えば、熱中症になったときに、いきなりレイキしてもダメです！　まずは、水分補給、そして冷やす。それで、落ち着いてきたらレイキを使う、ということです。

……痛み

レイキをすると、患部の状態によっては、一時的に「痛み」が出る場合があります。特にケガ、炎症など、手を当てると一時的に痛みが出る時があります。しかし、

痛みは、何も心配なく、治る兆候です！

レイキを受けると、その患部が活性化して、治癒活動を始めます。その変化や動きで、痛く感じる場合があります。ですから、レイキをしてあげていて「なんか痛くなってきた・・・」と言われても、驚いて止めてしまってはいけません。これは、ちゃんとレイキが作用して、変化が起き始めているということですので、治る兆候なんですね。上手くいっているサインです。心配して止めてしまっては、何とももったいない。そのときは、

「あ〜、それはたぶん悪い箇所が、レイキに対して反応しているだけだから。少し我慢していると無くなっていくと思うよ」

と説明して安心させてあげて下さい。痛みや不快感の起こっている箇所が、手を当てている箇所と違う場合もあります。そのときは、そこへ手を移動してあげても良いですね。

しっかりとレイキを受けると、代謝がアップしたり、治癒反応が起こったり、それまで組織や細胞に溜まっていた老廃物・毒素が血中に放出され、倦怠感・疲労感・睡魔・微熱が起こる場合があります。また、自分の疲れ・痛み・不調を意識的・無意識的に押さえている人は、レイキを受けると体も心も弛んで、悪かった部分が自然に症状として出てくる場合もあります。骨格系の痛み、排泄物や痰が増えることもあるでしょう。精神面で一時的に不安や否定感が強まることもあります。

……… 好転反応

これは「好転反応」と呼ばれています。症状が重いから起こるのではなく、前記の条件の人に起こりやすいです。その人の体が健康になるために必要な事として起こっているので、神経質になる必要はありません。体からのメッセージに素直になり、受け入れて休むことが一番です。

……… ヒビキ

「ヒビキ」は本でお教えするのが難しいので、概略だけお伝えしておきます。（手が最初から敏感な人は、この説明だけで分かる場合もあります。）

体の悪い部分、組織、細胞からは「悪いぞ～、何とかしてくれ～」っていう信号が出ています。この信号はレイキを受けると、普段より一段と活性化されて強く出ます。ですから、レイキが出る人が悪い箇所に手を当てると、その部分から色々な感覚を手に感じることが出来ます。この手に感じる感覚のことを「ヒビキ」と呼びます。このヒビキには、【熱感】【ピリピリ感】【冷感】【脈動】【痛み】【重さ】などがあります。痛みや、ビリビリを感じても、相手から悪いものを受けているわけではないので、その点は誤解されないように。

ヒビキは非常に感覚的なことで、最初は感じる力に個人差がとても大きいのです。これはどうしても、対面の講座で、一人一人個別に丁寧に教えないといけません。

……症状の変化

痛み、熱、咳、くしゃみ、鼻水、発熱、発疹などの症状が出ている時に、レイキを使うと収まる場合もありますが、逆に一時的に余計に出る場合もあります。これらの症状は通常、体に必要なこととして起こっています。レイキをするとその人の治癒課程、治癒活動が促進・加速されます。そして、それによって回復が早まります。症状や病気についての正しい理解はこちらをご覧下さい　→ **http://messia.com/reiki/clinical/symptom.php**
本人の元気度をよく観察してあげて下さい。

……医療との関係

レイキが使えて効果があるからといって、医療を馬鹿にしてはいけません。医療で治らない病気は沢山ありますが、医療で治る病気も沢山あります。レイキと医療と併用しても全く問題はありませんので、両方とも上手に使って下さい。

R

お正月に実家に帰省中、階段から落ちました。そのとき左手中指の爪が裂けて、半分剥がれるような形になってしまいました。爪の下に血がにじんでいましたが、真夜中だったのと、ごそごそと絆創膏を探すのも面倒だったので、爪の裂けた指を反対の手で握って眠りました。翌朝見ると、当然ながら爪は裂けたままでしたが、痛みは全くなく、血もそれ以上出た気配がありませんでした。その程度の怪我だったのだと思いましたが、もしあのときレイキをしていなかったら、別の結果になっていたのでしょうか。比較ができないので、何とも言えません。

C

上手に使って頂けましたね。それは、レイキの効果だったと思いますよ。そういう体験を繰り返していくと、やっぱりレイキが効いたんだって、確信に変わっていきます。

R

私にとって今一番の課題は、手当ての「時間」をどう伸ばすかです。楽な姿勢で行なうことにしていますが、それでも30分連続して行なうのは、部位によってはなかなか大変で、すぐ「あー、疲れた」となってしまいます。

C

体勢によっては、わたしでも疲れてしまう場合はあります。同じ体勢や姿勢を連続で続けないほうが良いですよ。30分レイキするとしても、自分の姿勢、立ち位置、左右の手、向きなどなどを5分おきとか、10分おきに変えていって、疲れないようにしてみて下さい。

Q

手の甲や顔にシミがあります。レイキで代謝を上げ、老廃物や毒素を体外に出すことで改善されるなどということはあるのでしょうか。
直径5ミリの薄茶色のシミが手の甲にあるのですが、実験的に「中指で」レイキを送ってみようと思います。が、そう思った先から、もしかしたら、シミというこの小さなポイントが問題なのではなく、体全体の代謝の問題では？という気もしてきました。そうすると、中指でレイキをするよりは、どこか別の部位を手でレイキする方が正しいアプローチなのでは？とも思えます。

A

シミの原因は、色々ありますので、その箇所だけにレイキをしても上手く行かない場合もありますが、ただ、その箇所にレイキをするのは必ず必要だと思います。その箇所＋大元の原因という形でアプローチされてみて下さい。肝臓が疲れている、腎臓に問題がある、冷え性である、便秘であるというのは、皮膚に影響が出てきます。また、シミの場合は、数ヶ月～半年ぐらいの期間取り組まれる必要があると思います。美容液を併用することも悪くないです。

Q

前回、レイキの量と時間についてのQ＆Aがありましたが、まとめて30分するのと、5分を小分けにして6回するのとではどうでしょうか。連続して行なうのと断続的に行なうのとは違うと思うのですが。

A

体の治癒反応というのは、治癒活動が100％フルに回り出すまでにある程度時間がかかることが普通です。例えば、治癒活動が100％にアップするまでに、15分かかるとして、いつも10分しかレイキしないと、それを回数やっても、効果がサッパリ上がらないことになります。しかし1回でも、15分を超して、30分やれば、100％の治癒活動が15分働いて、ハッキリ効果が出ます。特に最初のセラピーでは、長い時間しっかりやることが鍵になります。5分でもやらないよりは、やったほうがいいですが、5分というのはあまりにも短すぎて、お試し以外では非実用的です。

Q

欠陥多動障害やアスペルガー障害など発達障害に対する手の当て方ですが、レイキで何かできることがあればと思っています。

A

ここでお伝えするのは限界がありますので、ポイントのみお伝えします。そのような問題を扱うときの大前提があります。これを間違えてしまうと、上手くいきませんので、よ～く心得て下さい。

【大前提】発達障害は**治そうとしてはいけません**。普通の病気でも、心の持ちようとしては、似ているのですが、発達障害は特に、そういう気持ちで接しないということが、とても大事です。

【効果】そのような子供は、周りとの疎外感が強かったり、イライラしてしまったり、メンタルなストレスが多いものです。また、言葉でのコミュニケーションが難しい場合も多いです。レイキを使うと、メンタルに穏やかになれたり、言葉ではないコミュニケーションが取れる、そういう効果があります。「治る」ことを期待してやっては失敗します。
【手のあて方】そういう子は、気に対して敏感な場合が多いので、最初は頭には手を当てません。単に、スキンシップとして、肩や背中に手を当てることから始めて下さい。一瞬、あるいは短時間から始めて、徐々に時間を延ばしていきます。嫌がったら終わりにします。そして、慣れてきたら、首、頭と上がっていきます。最終的に慣れてきたら、頭や胸、手などにレイキをするとメンタルな効果が現れます。

R

発霊法を30分くらい、毎日とはいきませんが、やっています。30分がとても長く感じ、何度か時計をみてしまいます。音楽をかけたり、五戒を唱えてみたりします。手がジンジンする時もあれば、なにも反応しない時もあります。最近は反応がないことが多く、眠くなってきて、練習できているのか分からない状態です。手があたたかくなることはありません。

C

時間が気になってしまうようでしたら、今の段階としては、逆に時間を短くしたほうが、上手くいくかも知れません。まずは時間よりも、気楽になる、適当になる、気持ちを抜く、そういう頑張らない状態になるのを主眼にしてみて下さい。音楽や五戒はそれで良いですよ。

R

主人にいつも手をあてさせてもらっています。当てたときに、私の方ではジンジンきた感じがありましたが、主人にはなにも感じてもらえないようで、まだまだ経験しないとなぁと思っています。

C

男性の場合は「別に・・・」の一言で終わってしまう場合もありますので、それで上手く行っているように思われます。実感してもらうポイントは、(1) 症状や悪いところがハッキリしている人に使う、(2) 感じ方は個人差があるので、いろいろな人に使ってみる、この二点でしょうか。そして時間を、5分ではなく、10分以上と長くしてみて下さい。

R

猫にもやってみました。少し手を離してやってみたら、手がジンジンしてきました。猫は私の手の上に乗っていつものようにまるくなってしまいました。

C

ジッとして受けていてくれるのでしたら、それは上手く行っていますね(^o^)

R

自己ヒーリングをしているときに、ネガティブなことや心配事を考えないようにしていますが、地震の夢など怖い夢を見た時に、自然に手が胸やおなか、膝の上に乗っていて、頭にレイキがたくさん自然に流れていると、これって良いものなの、と不安になります。

C

そういうのが、レイキの原点の1つではないでしょうか。不安に感じるときに、自然に手が胸に行く。痛い箇所に自然に手が行く。それは、無意識に手からでているレイキを使っているわけです。そのようにして、どんどんレイキを使って行って下さい。とても良いことだと思います。

今後について

皆さん、これまで頑張ってきましたね！

レイキは、何か特別な秘伝こそが大事であるように誤解されている場合がありますが、それは大きな間違いです。いろいろなテクニックがあっても、それはあくまで補助です。今回この本でお伝えした、

穏やかな気持ちで
普通に手を当てる

それがレイキのエッセンスです。一見行為としては自明で、極めて簡単なことがとても大事なのであって、実はそれこそが秘法なんです！ 何かを隠したい時は、多くの視線にさらされる場所が、最もわかりにくいものです。誰でも多かれ少なかれレイキが出ている、でも、その使い方や効果はほんの一部の人しか知らない。ね、これって究極の秘法、秘宝でしょ(^o^) ご自分の中に、この隠された素晴らしい宝があることを見つけて欲しいのです！

普通の手当てが上手く出来て、初めて他の技法が生きてきます。逆に、普通の手当てがちゃんと出来ていないのに、技法を習ったり取り入れても、効果はアップしませんし、かえって路頭に迷うことになります。

皆さんの目標としては、

力を抜くことを覚える
頑張らないことを覚える
レイキに任せるのを覚える
考えすぎないことを覚える

そして、実践では、

他人へのレイキを努力する
20～30分以上と長く手を当てられる
体調の悪い人にレイキを使う

また練習として、

発霊法をする
五戒を心がける

そうやって、半年ぐらいレイキをしっかり使っていくと、もう下手なマスターがするのよりも、遙かにレイキが出るようになりますし、効果も現れます。本当ですよ(^O^)「継続は力なり」ではありません、「継続こそが力なり」です。励んでください(^_^)/

直接習いたい場合

もしも、自分一人でやっているとどうしても分からない、ヒビキや他の技法も学びたいという場合は、是非レベル1(ファーストディグリー)を受講されてください。対面では、本を読むのとは全く違った形で、自分の体感としてレイキが学べます。直接に、先生から指導をしてもらえますので、理解も早いと思います。

……レベル1で学べること

レベル1では様々なことを学ぶことが出来ます。

◎レイキの歴史・レイキの特長
◎アチューメントを受ける(3～4回)
◎手を当てる練習、基本の手の使い方
◎スタンダードポジションの練習
◎自己ヒーリングの練習
◎レイキの詳しい基礎知識

◎発霊法の練習

◎ヒビキを感じる練習

◎イスを使った練習

◎浄化・動物・植物・子供への適用

受講されるときは、ご自分が習いたい項目を教えているか、確認されると良いと思います。

……避けるべきスクール

今日、西洋レイキのスクールは膨大な数があり、内容やレベルも千差万別で、選ぶことがなかなか難しいと思います。最終的には個人の判断になると思いますが、こんなスクールは止めた方がという点をお伝えしておきます。

◎ **講習時間が3～4時間しかない** 半日で必要な内容を教えることは出来ません。短い講習時間ですと、アチューメントをして、あとはテキスト読んでもらって、練習は自分でやって下さい、そういうスクールが多いです。

◎ **練習時間が無い、少ない** レイキはアチューメントを受ければレイキが出るようになりますが、手の使い方は練習しないと上手く出来ません。また、練習することで、一層レイキが出るようになるので、練習を十分にやることが対面の講習の最大のポイントといって良いです。

◎ **レベル1とレベル2を抱き合わせにする**

まずは、レベル1を学んで、1~2ヶ月、自分でレイキを使ってみることが何よりも大事です。普通の手当てがちゃんと出来ていないと、レベル2の細かい技法を学んでも、生きてきませんし、習得しきれません。また、そのスクールが良いかどうかもわかりませんから、抱き合わせで割引していてお得に見える場合がありますが、止めた方が良いです。

◎ **レベル1とレベル2を同日・連日に実施する**

これも、スケジュール的に無理がありますし、そもそもレベル1の内容を十分に実践していない人が、レベル2を受けても上手くいきません。

◎ **定期的な練習会がない**

レベル1を受けたあとに、練習会に参加することで、レイキの流れも良くなりますし、またヒビキの指導もしてもられます。練習会はレイキが上達するためには、とても大事です。定期的に練習会をやっていないスクールは、熱心でない、レイキを理解していない、そのどちらかです。

これでお別れになりますが、本書をまた読み返して復習して、レイキを活用していって下さい(^0^)ご自分でも素晴らしいことが出来るのを、発見していって下さい♪

あとがき

レイキというと、何か特別なものという気がするかも知れません。市販されている書籍を読んでみても、結局何だか分からなかったり(笑)、やり方や練習法も講習受けないと分からなかったり、アチューメントという特別なものを受けないと出来ないと思われていたり・・・。

しかし実は、レイキほど誰の身近にも存在しているものは無いといってもいいのです。レイキは、どんな人にもある程度が流れているのです。単に気がついていないだけ、知識として知らないだけ、使い方を知らないだけなのです。しかしも、アチューメントなるものを受けなくても、使えるようにもなるのです。そして、それが様々な効果を生み出す。単なる癒やしから、心身の不調、軽い病気、重い病気、心身症、ケガと何でも使えます。それが、特別な訓練を受けずに、子供でも高齢者でも誰でも出来るようになる。それがレイキです。

しかも、このレイキは元々は日本で生まれたのに、使っている人は外国人のほうが圧倒的に多い。そんな、何から何まで不可思議なレイキを、自分で独習することで、出来るだけ多くの人に使って欲しい、役立てて欲しいと思い作ったのがこの本です。一日の講習を受けたほうが確実ですが、この本は多くの人の役に立つと確信しています。出来るだけ多くの人が上手くレイキを使えるようになるのが、私の心からの望みです。

最後に、メールの通信講座を受けて下さった生徒さん方に深く感謝をすると共に、原稿をチェックした頂いたレイキ仲間にもお礼を申し上げて、終わりにしたいと思います。本当に、どうもありがとうございました。

著者紹介

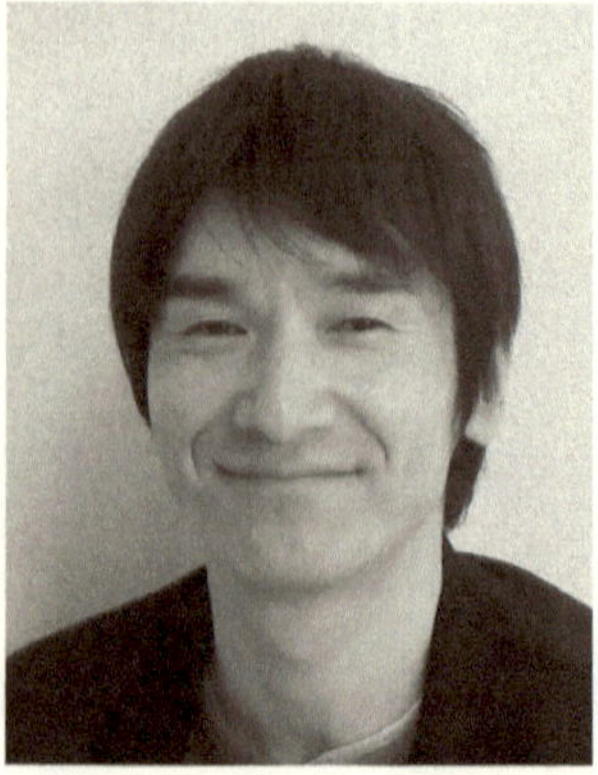

仁科まさき

理学博士、レイキマスター、直傳靈氣 大師範
アロマセラピスト（東京アロマテラピーカレッジ）
英国ＩＴＥＣ アロマテラピー＆解剖生理学 ディプロマ
心理カウンセラー（ＩＤＥＡカウンセリングセンター）
レイキスクール「香りの森」を運営

以前は、こういったセラピーの世界とは無縁な、アカデミックな仕事をしていました。大学時代は物理学を専攻し、大学院では大型加速器を使った素粒子実験に従事していました。研究職に就いてからは、天文学に転向して、独自の広視野カメラを開発、銀河団や観測的宇宙論の研究をしていました。

小さい頃から自然が好きで、虫取り少年であり、天文少年でもありました。動物も大好きです。自然や宇宙は、昔から自分の中でとても身近でした。こういった性格ですから、会社や集団はどちらかというと苦手で、自分は動物は好きだけれども、人間は嫌いだと感じていました。

ところが、セラピーの一端に触れてからは、人間自体も小宇宙であり、奥が深く面白いものだと発見しました。それ以来、人間一人一人と関わることが楽しく、そしてありがたいと感じるようになりました。人から直接ありがとうと言ってもらえる喜びの素晴らしさを実感し、セラピーの魅力にどんどんはまっていきました。そして到達したのが、「レイキ」だったのです。